체험으로 밝혀진 폴링요법의 위력
막힘없이 술술~
혈관 건강법

체험으로 밝혀진 폴링요법의 위력

막힘없이 술술~
혈관 건강법

성효경 지음

건강다이제스트社

책을 펴내면서

저는 전문 의학 연구자가 아닙니다. 그러므로 이 책은 혈관질환에 대한 전문적인 연구서가 아닙니다. 저는 경동맥 수술을 받은 한 사람의 환자로서 약학을 전공한 약사입니다. 그러므로 이 책은 또한 단순한 혈관질환의 체험기만은 아닙니다. 이 책은 환자가 필요한 한도의 이론적 바탕 위에서 스스로의 혈관질환을 치유해 나갈 수 있도록 하기 위해 쓴 체험적 이론서입니다.

약물로써 혈관질환에 관련된 모든 혈액 수치를 완벽하게 안정시켜 왔음에도 불구하고 결국에는 경동맥 수술을 받지 않을 수 없게 되었을 때, 저의 뇌리에는 '전문 의료만으로는 건강을 회복하는 것이 불가능하다.'는 생각이 명확하게 떠올랐습니다. 이것이 제가 라이너스 폴링의 혈관 건강법을 공부하고 실천하게 된 동기입니다.

저는 심뇌혈관질환이 잘못된 생활습관 때문에 발생하는 생활습관병의 일종이라고 확신합니다. 그러므로 생활습관을 근본적으로 변화시키려 노력하지 않고, 오로지 전문 의료에만 매달려서는 결코 심뇌혈관질환을 치유할 수 없다고 믿고 있습니다.
　질병을 계기로 지금까지의 잘못된 생활습관을 철저하게 '변화'시켜 우리에게 본원적으로 갖추어져 있는 '치유' 능력을 끌어내기만 하면 몸은 건강해지고 마음은 행복해질 수 있다는 것이 저의 경험에서 나온 신념입니다. 제가 '변화와 치유'라는 말을 통해 전달하려는 이 책의 주제가 바로 이것입니다.
　저는 이 작은 책자를 통해 질병을 일으키는 주체도 '나' 자신이지만 질병을 치유하는 주체도 '나' 자신임을 모든 사람들이 확실하게 인식할 수 있기를 바랍니다. 의사나 약을 통한 전문 의료는 '나' 스스로의 치유과정을 도와주는 보조자이지 결코 치유의 주체가 아닙니다. 이러한 인식이 확고하게 서 있지 않으면 '나'는 한갓 의료의 단순한 대상으로 전락하고 건강의 회복은 점점 어렵게 되고 말 것입니다. 수많은 사람들이 약물의 노예 상태를 벗어나지 못하는 이유가 바로 여기에 있습니다.

저는 전문 의료를 존중합니다. 그러나 그보다 더 중요한 것이 환자 스스로의 자가치유(self-care)라고 확신합니다. 심뇌혈관질환의 경우는 더욱 그러합니다.

저는 라이너스 폴링의 혈관 건강법인 폴링요법이 심뇌혈관질환의 자가치유를 위한 최고의 안내서라고 믿고 있습니다. 라이너스 폴링이 노벨상을 두 번이나 수상한 유명한 사람이기 때문이 아닙니다. 3년 여에 걸쳐 제가 직접 체험해보고 그 이론적 논거를 탐구해 본 결과에 따른 것입니다.

이 책은 3부로 구성되어 있습니다. 제1부는 폴링요법에 대한 저의 체험과 공부를 키워드에 따라 설명했습니다. 구체적 실천방법은 '폴링요법 체험기'를 보시면 될 것입니다.
제2부는 질병을 극복하는 데 도움을 줄 수 있는 의학개념을 10가지로 간추려 설명했습니다. 모든 건강법은 그에 관련된 핵심개념들을 잘 이해할수록 더욱 자유롭게 그것을 응용할 수 있을 것이기 때문입니다.
제3부는 폴링요법을 좀더 전문적으로 깊이 이해할 수 있기를 바라는 사람들을 위해 이론적으로 설명했습니다.

폴링요법을 실천하여 몸은 건강해지고 마음은 행복으로 넘치게 된 저의 경험이 많은 심뇌혈관질환자들에게 이 책을 통해 전달될 수 있기를 기원합니다.

성 효 경

Contents

책을 펴내면서…4

chapter 01 체험으로 밝혀진 폴링요법의 위력

01. 폴링요법은 '변화와 치유'의 건강법이다…10
02. 폴링요법은 '독(毒)과 화(火)'를 없애는 것이다…14
03. 폴링요법은 '결합조직 건강법'이다…20
04. 폴링요법의 실천 매뉴얼 '폴링 포뮬라'…25
05. '디톡스&리폼'은 질병의 치유 원리다…30
06. '독 없는 식품(청정식품)'을 섭취하자…34
07. 평소 '고마워하기'의 놀라운 힘…38
08. 내 손 안의 혈관 건강 '폴링요법 체험하기'…43

chapter 02 내 몸을 살리는 건강의 조건 10가지

01. '치명적인 유혹, 탄수화물 중독'…52
02. '히드라의 심장'을 찔러야 한다…56
03. '산화적 스트레스'와 이기심…60
04. 액체가 될 때까지~ 씹기의 건강학…64

05. '인슐린 저항성'이 우리에게 말하는 것!…67
06. 심상화(心想化)의 놀라운 치유력…72
07. 혈관질환을 일으키는 구강의 2가지 문제…76
08. 약보다 밥에 더 신경 쓰는 의사…80
09. 마른 비만에 대한 새로운 견해…85
10. 공황장애 극복을 위한 스트레스 역치 높이기…89

chapter 03 라이너스 폴링의 폴링요법의 모든 것

01. 심뇌혈관질환 치료의 새지평 폴링요법이란?…94
02. 폴링요법의 핵심은 튼튼한 '결합조직'…98
03. 폴링요법의 핵심은 Lp(a)콜레스테롤의 위험성…103
04. 심혈관질환의 극복을 위한 폴링요법의 원리…108
05. 폴링요법의 영양소 레시피 '폴링 포뮬라'…114

"혈관의 내막을 형성하는 결합조직이 약해지면 콜레스테롤 등 지방질이 약해진 부분을 보호하기 위해 그 위에 쌓이는 과정(마치 상처의 딱지처럼)에서 혈관이 막히게 된다. 이와 같이 콜레스테롤 등 지방질은 심혈관질환의 원인이라기보다는 오히려 결과적 산물이다. 심혈관질환의 진짜 원인은 혈관 내막의 결합조직이 약화되어 혈관에 상처가 나기 때문이다."

– 본문 중에서 –

chapter 01

체험으로 밝혀진 폴링요법의 위력

— 키워드로 본 체험적 폴링요법 —

폴링요법은 결합조직 건강법의 대명사이고,
과학적으로 잘 검증된 혈관 건강법의 백미다.

키워드로 본 체험적 폴링요법 ①

01. 폴링요법은 '변화와 치유'의 건강법이다

　저는 '몸의 길(momgil.org)' 이라는 이름의 블로그를 통해 이미 수많은 건강칼럼을 써왔습니다. 많은 주제로 쓰인 글이지만 한결같이 '변화와 치유'에 대한 메시지를 담으려고 노력해왔습니다. 그것은 크게 네 가지 의미를 포함하고 있습니다.
　첫째, 질환이 일어나는 곳이 내 몸이므로, 내 몸 스스로의 '본래적 치유력' 만이 질환을 근본적으로 치유할 수 있습니다. 약을 포함한 전문 의료는 내 몸의 '본래적 치유력' 이 원만하게 발휘될 수 있도록 도와주는 것일 뿐, 치유를 일어나게 하는 것은 아닙니다. 즉, 내 몸이 치유의 주체이지, 전문 의료가 치유의 주체는 아니라는 말입니다(이 말은 결코 전문 의료의 중요성을 무시하는 것이 아니라, 내 몸 스스로의 '본래적 치유력' 을 강조하는 것입니다).
　둘째, 질환에 대한 시각이 바뀌어야 합니다. 질환을 생명의 파괴자로서 나쁘게만 인식하기 때문에 질환을 물리치는 방도에만 매달리게 되고, 그 과정에서 전문 의료만이 중요시되고 환자 스스로의 '본래적 치유력'은 관심 밖으로 밀려나버리게 됩니다.

건강으로 돌아가려는 우리 몸의 총체적 노력이 곧 질환이라는 시각은 사실상 모든 전통의학의 골격입니다. 이러한 시각에서는 질환을 무작정 물리치려고만 하기에 앞서, '왜 그러한 증상이 생기지 않을 수 없었는가?'를 먼저 생각하고, 그러한 증상을 발생시킨 생활습관의 변화에 모든 노력을 기울이게 됩니다. 생활습관의 변화는 곧 치유의 시작을 의미하기 때문입니다.

오늘날 시대적 질환이라고 불리는 심뇌혈관질환, 퇴행성관절염, 암 등이 모두 생활습관병에 속한다는 사실은 이미 잘 알려져 있습니다.

셋째, 모든 질환의 공통의 뿌리는 '독(毒, toxin)'과 '화(火, anger)'입니다. 화(火)는 심리적인 독(毒)입니다. 이 독을 몸에서 제거하려는 총체적 노력이 질환입니다. 그러므로 독(毒)과 화(火)를 잘 관리할 수 있는 생활습관을 익히면 질환은 자연히 사라지게 될 것입니다.

넷째, '디톡스(detox) & 리폼(reform)'이 치유의 실질적 내용입니다. 디톡스는 독을 제거하는 것을 말하고, 리폼은 독을 이겨낼 수 있는 튼튼한 결합조직을 만들어 내는 것을 말합니다.

'디톡스 & 리폼'을 활용한 대표적인 치유법이 혈관 건강법으로 각광받아온 폴링요법(Pauling Therapy)입니다. 혈관 건강법은 결합조직 건강법의 한 종류에 해당합니다.

필자가 지금까지 써온 건강칼럼 중 혈관 건강법에 관련된 부분을 8회에 나누어 〈키워드로 본 체험적 폴링요법〉이라는 제목으로 새롭게 조명해 보려고 합니다.

　가급적 이론적인 설명은 줄이고, 필자 자신의 심뇌혈관질환(경동맥 경화)의 치유 경험을 중심으로 실질적 치유에 도움이 될 수 있도록 쓸 생각입니다.

　참고로 결합조직을 튼튼히 하는 것이 치유의 핵심이 되는 질환들을 소개하면 다음과 같습니다.

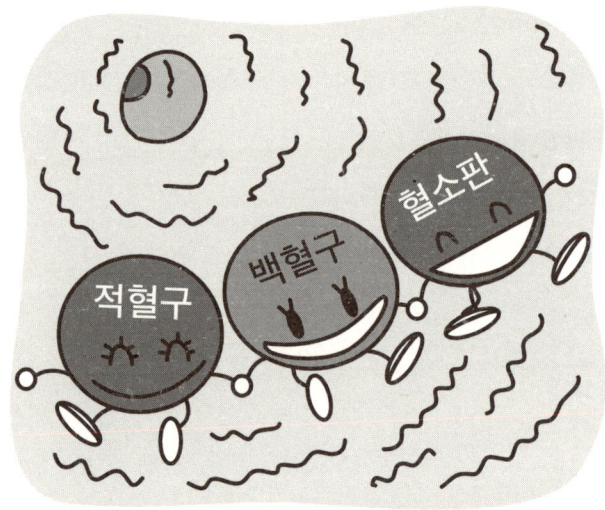

결합조직이 약해지면 생기는 질병들
- 심뇌혈관질환(동맥경화)
- 노화
- 주름살, 튼살
- 퇴행성 디스크

- 퇴행성 관절염
- 탈모
- 치주염
- 백내장
- 암의 전이
- 알레르기
- 면역력 저하

 다른 모든 질환도 마찬가지겠지만, 특히 이상에 열거한 질환의 경우 '변화와 치유' 의 중요성은 더욱 높습니다.
 생활습관의 변화를 통해 '독' 과 '화' 가 몸과 마음에 쌓이지 않도록 하고, 결합조직 건강법으로 튼튼한 결합조직을 만들어 몸의 본래적 치유력을 극대화하는 것이 이러한 질환을 치유하는 데 있어 핵심적 사항이 될 것입니다.
 폴링요법은 결합조직 건강법의 대명사이고, 과학적으로 잘 검증된 혈관 건강법입니다. 혈관의 안쪽 면, 즉 혈관 내막은 대표적인 결합조직입니다.

키워드로 본 체험적 폴링요법 ②

02. 폴링요법은 '독(毒)과 화(火)'를 없애는 것이다

우선 결합조직을 튼튼히 하는 것이 곧 치유의 핵심이 되는 질환들을 다시 열거하면 다음과 같습니다.

심뇌혈관질환(동맥경화), 노화, 주름살(튼살), 퇴행성 디스크, 퇴행성 관절염, 탈모, 치주염, 백내장, 암의 전이, 알레르기, 면역력 저하 등입니다.

다른 질환들도 마찬가지지만 특히 위와 같은 질환들은 약을 중심으로 한 의료적 치료와 함께 결합조직을 튼튼히 하는 자가 치유(self-care)의 필요성이 대단히 중요합니다. 결합조직을 튼튼히 하는 조치 없이 의료적 치료(약)만으로 이들 질환을 다루면 소위 "치료는 되고 있지만 건강은 더욱 나빠지고 있다."라는 역설적 상황에 직면할 가능성이 커집니다.

결합조직을 튼튼히 하기 위해서는 두 가지 측면의 노력이 필요합니다. 하나는, 독(毒)과 화(火)가 몸과 마음에 쌓이지 않도록 노력하는 것이고, 다른 하나는 결합조직을 튼튼히 하는 영양적 조치(폴링요법)를 적극적으로 하는 것입니다.

노벨상을 두 번이나 받은 라이너스 폴링(Linus Pauling)은 〈심혈관질환의 완전한 극복을 위한 통합이론〉에서 다음의 사실을 분명하게 밝히고 있습니다.

"혈관의 내막을 형성하는 결합조직이 약해지면 콜레스테롤 등 지방질이 약해진 부분을 보호하기 위해 그 위에 쌓이는 과정(마치 상처의 딱지처럼)에서 혈관이 막히게 된다. 이와 같이 콜레스테롤 등 지방질은 심혈관질환의 원인이라기보다는 오히려 결과적 산물이다. 심혈관질환의 진짜 원인은 혈관 내막의 결합조직이 약화되어 혈관에 상처가 나기 때문이다."

혈관의 결합조직에 염증을 일으키거나 상처를 내는 물질은 ▶활성산소 ▶유리기 ▶과산화 지방 ▶트랜스 지방 ▶스트레스 호르몬 등 독(毒)과 화(火)라는 사실은 이미 잘 밝혀져 있습니다.

그러므로 독과 화가 몸속에 쌓이지 않도록 먹고, 생각하고, 활동하는 모든 면의 생활습관을 바로잡음과 동시에 폴링요법으로 결합조직을 튼튼히 하는 것이 심뇌혈관질환을 비롯한 생활습관병의 치유에 있어 일차적 관건이 될 것입니다.

인체의 기준에서 독은 크게 두 가지로 분류될 수 있습니다. 외인성(外因性) 독과 내인성(內因性) 독이 그것입니다. 외인성 독은 몸 밖의 독이 몸속으로 들어와 쌓인 것이고, 내인성 독은 몸 스스로에 의해 만들어진 독을 말합니다.

그리고 마음의 독을 화(火)라고 부릅니다. 화는 스트레스 호르몬으로 물질화될 수 있습니다. 만약 우리가 남을 미워하고 시기하고 질투하며 분노 속에 있다면 우리의 몸속에는 많은 양의 스트레스 호르몬이 쌓일 것이고, 결국에는 심뇌혈관질환 등과 같은 소위 스트레스성 질병(화병)을 피할 수 없게 될 것입니다. 화는 내인성 독의 대표적 경우입니다.

흔히 경험할 수 있는 또 다른 내인성 독으로 숙변을 생각할 수 있습니다. 글자 그대로 몸속에서 잠자는 변을 숙변이라 부릅니다. 숙변은 부패하기 마련이고, 숙변뿐만이 아니라 모든 물질은 부패하면 독이 발생합니다.

외인성 독의 중요 발생원에 '공장식으로 사육된 육류'를 꼽을 수 있습니다. 오로지 경제성만을 앞세워 공장식으로 운영되는 가축 사육장은 잔혹한 생명의 학대 현장일 것입니다. 거기서 사육된 육류에 얼마나 많은 스트레스 호르몬이 축적되어 있을지는 누구나 쉽게 짐작할 수 있을 것입니다. '공장식으로 사육된 육류'를 통해 스트레스 호르몬을 포식하고 있다는 것이 결코 지나친 표현만은 아닐 것입니다.

또 한 가지 '공장식으로 사육된 육류'의 문제는 인공 사료의 섭취 증가에 따른 오메가-6 지방산과 오메가-3 지방산의 균형이 무너지는 현상입니다. 이것의 균형이 무너지면 세포의 변성 등 심각한 생리적 위해가 초래된다는 사실이 속속 밝혀지고 있습니다.

외인성 독의 또 다른 발생원에 '식물성 기름으로 튀긴 식품'을 빼놓을 수 없습니다. 동물성 기름에 비해 식물성 기름은 열과 공기에 의해 쉽게 변질될 수 있는 불포화 지방산이 풍부한 것이 특징입니다.

　식물성 기름으로 튀김을 하게 되면 열에 의해 식물성 기름이 독성물질로 쉽게 변질될 수 있습니다. 암, 심뇌혈관질환 등 만성 퇴행성 질환의 원인물질로 밝혀져 세간을 떠들썩하게 했던 트랜스 지방이 바로 여기에 속합니다.

　라면, 쿠키 등 대부분의 가공식품과 튀김 닭을 비롯한 많은 기호식품이 '식물성 기름으로 튀긴 식품' 임을 알아두는 것은 '독'과 '화'로부터 몸과 마음을 지키는 데 있어 필수불가결한 요소일 것입니다.

　이러한 사실에 근거하여 필자는 다음과 같은 몇 가지 생활규칙을 지켜가고 있습니다. 그 덕택에 몸과 마음의 건강이 크게 개선되었습니다. 대부분의 약을 끊고도 혈액수치를 정상적으로 유지하고 있으며, 별다른 다이어트의 도움 없이도 체중을 자연스럽게 10kg(72kg → 62kg)이나 줄였습니다. 구체적인 실천 사항은 다음과 같습니다.

1. '공장식으로 사육된 육류'를 먹지 않습니다. 방목으로 사육한 육류를 구하기 어려워 사실상 육류를 먹지 않고 있습니다.
2. 어류는 자연산만 먹고 있습니다. 멸치, 갈치, 전갱이 등 우리가 쉽게 접할 수 있는 많은 종류의 어류는 자연산입니다. 인공 사육된 어류에는 항생제, 호르몬제 등 다양한 독성물질이 사료에 섞여 공급되고 있기 때문에 '공장식으로 사육된 육류'에 준해서 먹지 않고 있습니다.

3. 기름으로 튀긴 식품을 가급적 먹지 않습니다. 많은 가공식품이 튀김식품이므로 가급적 가공식품은 먹지 않고 있습니다. 라면이나 쿠키, 튀김닭이 여기에 해당될 것입니다.

4. 야채와 과일, 곡류는 친환경 제품을 가급적 선택합니다. 농약 잔류물이 많으면 그 어떠한 경우보다 더 유해할 수도 있기 때문입니다. 육류를 먹지 않는 데서 절약된 경비를 친환경 유기농산물을 구매하는 데 사용하므로 추가되는 경제적 부담은 거의 없다고 보면 됩니다.

5. 현미, 잡곡에 유기농 녹차 잎 분말을 6인 분에 3 스푼 정도 섞어 밥을 합니다. 녹차 잎 속에는 독을 중화시키는 항산화 물질과 두뇌를 안정시키는 생리활성 물질이 풍부하게 들어 있습니다.

6. 음식은 입안에서 죽처럼 될 때까지 꼭꼭 씹어 먹으려고 최대한 노력합니다. 이렇게 꼭꼭 씹어 먹으면 적게 먹고도 포만감과 필요 영양소를 충분하게 공급할 수 있습니다. 그리고 음식에 숨어 있는 풍미(風味)를 즐길 수 있어 생활의 품격이 높아집니다.

7. 잠자기 전, 그리고 아침에 일어나기 전에 '고마운 느낌'을 간직하려고

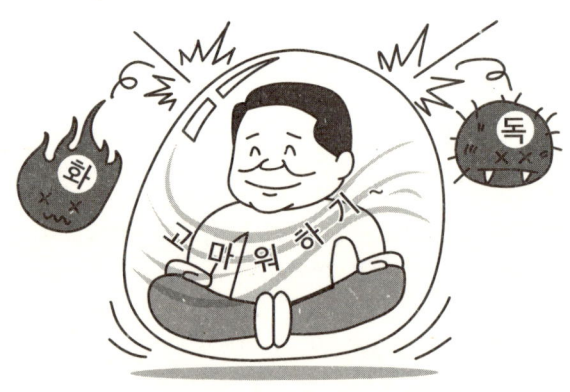

마음을 가다듬습니다. 이미 일어났던 일과 앞으로 일어날 일들에서 '고마워하기'가 언제나 가능하도록 기도합니다. 그래서 '고마워하기'가 몸의 세포 하나하나에 녹아들어 영혼의 일부가 될 수 있도록 노력하고 있습니다.

'고마워하기'를 통해 '화'로 인한 '독'의 생성을 방지할 수 있습니다. 만약 건강수칙 중 한 가지만을 택하라고 하면 저는 주저없이 이것을 선택할 것입니다.

8. 폴링요법에 따른 영양 포뮬라(레시피)의 섭취에 대해서는 뒤에 상세히 설명할 것입니다.

이상은 필자의 생활규칙을 중심으로 한 자가 치유(셀프케어) 방식을 요약한 것입니다. 물론 6개월에 한 번씩 병원에 가서 필요한 검사와 조치를 받고 있습니다.

저는 앞에서도 이야기했지만, 약을 중심으로 한 의료적 치료와 더불어 환자 스스로의 자가 치유(셀프케어)가 절대적으로 중요하다고 확신하고 있습니다. 이러한 확신은 이론과 체험의 엄격한 시험을 거쳐서 확립된 것입니다.

어떤 의미에서 본질적 치유는 환자 스스로의 자가 치유(셀프케어)에 의해 좌우된다는 것과 '독'과 '화'를 없애는 생활습관의 확립이 자가 치유의 핵심사항이라는 것이 저의 체험적 확신입니다.

키워드로 본 체험적 폴링요법 ③

03. 폴링요법은 '결합조직 건강법'이다

비유로써 결합조직을 설명하면 다음과 같습니다. 다른 여러 재료도 있겠지만 집의 기본 재료는 벽돌일 것입니다. 그러나 벽돌만으로 집을 지을 수는 없습니다. 벽돌을 시멘트로 단단히 연결해야 합니다.

마찬가지로 인체는 세포라는 벽돌로 구성됩니다. 그러나 세포만으로 인체가 구성될 수는 없습니다. 세포와 세포를 단단히 연결하여 인체를 구성하도록 하는, 시멘트와 같은 어떤 물질이 반드시 필요할 것입니다. 그것이 바로 결합조직입니다.

건강을 바라보는 시각에는 크게 두 가지가 있을 수 있습니다. 하나는 인체를 구성하는 기본 단위인 세포를 튼튼하게 함으로써 건강을 추구하는 것이고, 다른 하나는 세포와 세포를 연결하는 결합조직을 튼튼하게 함으로써 건강을 추구하는 것입니다.

대체로 건강을 말할 때는 세포를 중심으로 말하는 경우가 대부분입니다. 간세포, 위장세포, 관절세포, 신경세포, 비만세포 등 인체의 특정 부위나 기관을 구성하는 세포의 건강을 먼저 생각합니다. 이 경우 건강에 문제가 생기면 주로 특정 부위나 기관에 국한되어 발생하는 특징이 있습니다.

이에 비해 심뇌혈관질환이나 암의 전이, 만성 퇴행성질환이나 알레르기와 같은 면역성질환, 노화의 촉진 등은 결합조직이 약화되어 발생하기 때문에 특정 부위나 기관에 국한되지 않고, 인체 전반에 걸쳐 다발적으로 발생되는 특징이 있습니다.

결합조직이 약화될 때 나타날 수 있는 증상 및 질병을 분류하면 다음과 같습니다.

▶ 노화 및 암의 전이
- 나이가 들수록 결합조직의 합성능력이 떨어져, 40세가 되면 18세의 절반 이하로 떨어집니다.
- 결합조직이 충분하게 합성되지 못하거나 튼튼하게 만들어지지 못하면 피부가 거칠어지고 세포의 탄력과 윤기가 떨어집니다.
- 뼈가 약해지고 머리카락이 윤기를 잃고 빠지며 무릎과 허리가 아파오기 시작합니다.
- 또한 동맥의 경화가 시작되고 세포와 세포 사이의 결합이 느슨해져 암세포의 침입이 쉬워지고 전이가 빨라질 수 있습니다.

▶ 퇴행성 디스크 및 퇴행성 관절염
- 뼈와 뼈를 연결하는 연골은 탄력을 유지하기 위해 수분의 다량 함

유가 필요한데 연골의 50%가 결합조직입니다.
- 결합조직이 줄어들면 수분 보유량이 줄어들고, 그 결과 연골이 마모되어 퇴행성 디스크와 퇴행성 관절염이 발생합니다.

▶ **주름살 및 튼살**
- 피부 아래의 진피는 수분 함유의 열쇠를 쥐고 있습니다. 진피의 주성분이 결합조직이므로 튼튼한 결합조직은 피부의 탄력을 유지하여 팽팽한 피부를 만들어 줍니다.
- 결합조직이 튼튼하지 못하면 피부 노화는 촉진되고 주름살이 생깁니다.
- 표피가 자외선을 받으면 세포막이 파괴되어 진피의 결합조직은 불용성으로 굳어져 탄력을 잃고 주름의 원인이 됩니다.
- 임신이나 청소년의 성장, 급격한 체중 증가, 비만 등으로 인해 가슴, 배, 허벅지, 엉덩이 등의 부위에 금이 생겨 튼살이 되는데 결합조직의 변성이 원인입니다.

▶ **탈모**
- 머리카락의 모근은 진피에 있습니다.
- 비타민 C의 부족, 콜라겐 원료의 부족, 자외선, 유리기 등에 의해 진피의 결합조직이 불용성이 되면(콜라겐 변성) 머리카락에 영양공급이 어려워지고 머리카락은 빠지며 약해집니다.

▶ 치주염
- 치아 상아질의 18%가 결합조직이고 잇몸이나 치근막도 주로 결합조직으로 만들어집니다. 결합조직의 변성은 치주염의 원인이 됩니다.

▶ 백내장
- 눈의 투명한 수정체는 모두 결합조직입니다.
- 백내장은 수정체의 결합조직 변성에 의해 발생됩니다.

▶ 동맥경화(심뇌혈관질환)
- 혈관은 결합조직이 주성분입니다. 혈관에는 작은 상처가 끊임없이 생기지만 그 상처는 또 한편 결합조직으로 끊임없이 수리됩니다.
- 결합조직은 혈관을 유연하게 하는 중요한 역할을 담당합니다. 만약에 결합조직이 충분하게 만들어지지 않거나 튼튼하지 않으면 혈

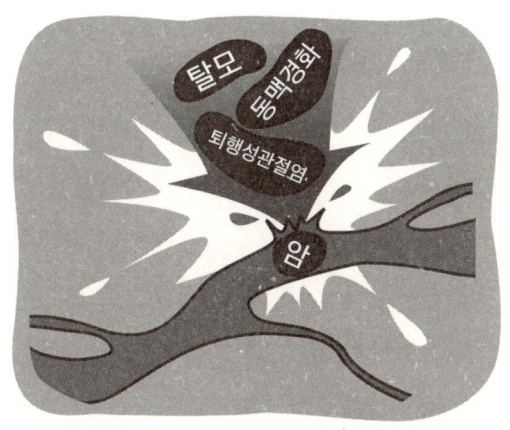

관에 생긴 미세한 상처에 콜레스테롤이나 칼슘이 달라붙게 됩니다. 그것이 반복되면 혈관이 점점 굳어지고 결국에는 혈관이 막히게 되어 심근경색, 뇌경색 등 심뇌혈관질환이 일어나게 됩니다.

이렇듯 결합조직이 약화되어 발생하는 질환이나 증상은 당연히 결합조직을 튼튼하게 하는 것이 치유의 핵심이 되어야 할 것입니다. 물론 약물로 증상을 억제하거나 수술을 비롯한 여러 종류의 의료적 조치가 반드시 필요한 경우도 있을 것입니다. 그러나 본질적으로 결합조직을 튼튼하게 하지 않고서는 이러한 질환이나 증상으로부터 건강을 회복할 수는 없을 것입니다. 결합조직을 튼튼하게 하기 위해서는 두 가지 길을 반드시 따라야 합니다.

첫째, 결합조직의 파괴인자로 작용하는 '독'과 '화'를 최소화할 수 있는 생활습관을 익혀야 합니다.
둘째, 파괴 인자를 이겨낼 수 있는 튼튼한 결합조직을 만들고 유지할 수 있어야 합니다.

결합조직을 튼튼히 하기 위한 라이너스 폴링(Linus Pauling)의 영양적 조치를 폴링요법(Pauling Therapy)이라고 부르고, 폴링요법에 따른 영양 레시피를 폴링 포뮬라(Pauling ForMula)라 부릅니다.

키워드로 본 체험적 폴링요법 ④

04. 폴링요법의 실천 매뉴얼
'폴링 포뮬라'

심뇌혈관질환을 비롯하여 결합조직이 약화되어 발생하는 질환들의 치유에 있어 폴링요법의 실천과 생활습관의 변화는 그 중요성을 아무리 강조해도 지나치지 않을 것입니다.

이 말은 결코 '약을 중심으로 한 전문적 의료'의 중요성을 폄하하는 것으로 받아들여져서는 안 될 것입니다. '폴링요법의 실천과 생활습관의 변화'는 어느 누구도 대신해 줄 수 없는, 환자 스스로의 자가치유(셀프케어) 부분으로서, 실제적으로 건강의 회복을 결정하는 가장 중요한 부분임을 강조하려는 것입니다.

필자는 만성 퇴행성질환일수록 약을 중심으로 한 전문적 의료와 자가 치유(셀프케어)가 반드시 병행되어야 할 뿐만 아니라, 자가 치유(셀프케어)의 중요성이 더욱 강조되어야 한다고 믿고 있습니다.

왜냐하면 약은 질병의 진행을 억제하는 데 목적이 있는 반면, 실제의 치유는 셀프케어에서 일어나기 때문입니다.

결합조직을 튼튼히 하기 위해 라이너스 폴링(Linus Pauling)이 발견한 영양적 조치를 폴링요법(Pauling Therapy)이라 부르고, 이에 따라 설계된 영양소의 조합을 폴링 포뮬라(Pauling Formula)라 부릅니다.

잘 알려진 바와 같이, 두 번이나 노벨상을 수상한 라이너스 폴링은 근대 화학의 아버지라 불리고, 특히 〈심혈관질환의 완전한 극복을 위한 통합이론〉은 그의 건강에 관련한 연구 업적의 결정판이라고 볼 수 있을 것입니다.

폴링요법과 폴링 포뮬라의 올바른 이해를 위해 몇 가지 사항을 정리하면 다음과 같습니다.

- 결합조직질환은 전신에 걸쳐 나타나며, 염증성질환이라는 특성이 있습니다.
- 결합조직질환은 '독(毒)'에 의해 발생됩니다. 즉 병원균의 독소, 환경 호르몬, 스트레스 호르몬, 과산화 물질, 식품첨가물, 약물 등의 '독'을 열거할 수 있습니다.
- 결합조직질환은 독성물질과 결합조직 간의 균형이 무너질 때 발생합니다. 설사 독성물질이 많이 생성되어도 결합조직이 그것을 감내할 수 있을 정도로 튼튼하다면 결합조직질환은 결코 발생하지 않을 것입니다. 이 말은 곧 결합조직질환의 치유에 있어 튼튼한 결합조직을 만드는 것의 중요성을 의미합니다.
- 결합조직의 주요 구성성분은 콜라겐과 같은 섬유성 단백질입니다. 이 섬유성 단백질을 구성하는 핵심 아미노산은 글리신, 프롤

린, 라이신인데, 앞의 두 아미노산과는 달리 라이신은 인체가 합성할 수 없는 필수 아미노산입니다. 라이신을 충분히 섭취하지 못하면 원재료 부족에 의해 충분한 결합조직이 만들어질 수 없습니다.
- 라이신 등 아미노산을 이용하여 5단계의 합성과정을 거쳐 결합조직이 만들어집니다. 합성과정의 각 단계는 비타민 C가 있어야만 진행될 수 있습니다.
- 또한 결합조직은 라이신과 프롤린이 부족하면 결속력이 떨어져 튼튼한 결합조직이 될 수 없습니다. 라이신과 프롤린은 결합조직을 튼튼하게 묶는 역할(cross linkage)을 담당합니다.

그러므로 폴링 포뮬라는 아래의 5가지 조건을 완벽하게 갖출 때 비로소 튼튼한 결합조직을 만들어낼 수 있을 것입니다.

첫째, 라이신, 프롤린 등 구성 재료를 충분하게 함유해야 합니다.
둘째, 촉매로서 비타민 C를 충분하게 함유해야 합니다.
셋째, 비타민 E, 비타민 C, 비타민 A와 같은 항산화제를 충분하게 함유해야 합니다. 독성물질의 대부분은 과산화 물질로서, 항산화제는 이와 같은 독성물질을 중화시켜 무독화시키는 기능을 합니다.
넷째, 이상의 기능이 잘 진행되는 것을 돕는 보조물질을 충분하게 함유해야 합니다. 비타민 B_6, 비타민 B_2가 그것입니다.
다섯째, 이상의 구성물질의 종류만큼 중요한 또 한 가지 요소가 섭취량입니다. 예를 들어, 심뇌혈관질환의 예방과 치료를 위한 비타민

C와 라이신의 섭취량은, 각각 비타민 C 2~3g(예방), 4~6g(치유), 라이신 1~2g(예방), 3~5g(치유)입니다.

폴링 포뮬라의 이해를 돕기 위해 실제 제품의 구성내용을 소개하면 다음과 같습니다.

> ▶ 제품명 : C 포뮬라
> ▶ 식품의 유형 : 건강기능식품
> ▶ 구성(2.5g/티백)
>   비타민 C 990mg
>   라이신 800mg
>   프롤린 200mg
>   비타민 E 90mg
>   비타민 B_6 8.5mg
>   비타민 B_2 4mg
>   비타민 A 1.5mg

심뇌혈관질환은 혈관의 결합조직이 약화되어 발생한다는 것이 폴링요법의 전제조건입니다. 물론 콜레스테롤과 같은 지방질이 혈관에 침착되어(죽상동맥경화) 혈관이 막힘으로써 발생하지만, 건강한 혈관에는 설사 콜레스테롤과 같은 지방질이 혈액 속에 많이 존재하더라도 결코 혈관에 침착되지 않습니다.

혈관의 결합조직이 약화되어 상처가 나거나 염증이 발생하면 그 부위를 보호하기 위해 콜레스테롤 등 지방질이 쌓이는 과정에서 혈관이 막히게 됩니다. 이것은 마치 상처 난 피부에 딱지가 생겨 피부를 보호하는 원리와 같습니다.

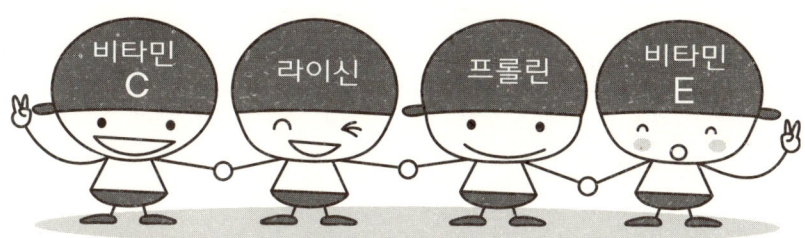

폴링요법은 혈관의 결합조직을 튼튼히 하고, 나쁜 콜레스테롤이 약화된 혈관의 결합조직에 달라붙는 것을 막는 심뇌혈관질환의 영양치유 분야를 대변합니다.

키워드로 본 체험적 폴링요법 ⑤

05. '디톡스 & 리폼'은 질병의 치유 원리다

디톡스(detox)는 글자 그대로 '독을 없애는 것'을 의미하고, 리폼(reform)은 '결합조직을 튼튼하게 만드는 것'을 말합니다.

질병의 치유원리를 한 마디로 말하라고 하면 '디톡스 & 리폼'이라고 말해도 결코 무리한 말은 아닐 것입니다.

질병의 치유에 있어 '디톡스 & 리폼'이 갖는 중요성을 온전히 이해하기 위해서는 염증의 실체적 의미를 확실하게 이해해야 할 것입니다.

우리 몸의 어떤 부위가 아프고(통증), 벌겋게 부풀어 오르며(발적), 기능이 떨어질 때, 그 부위에 염증이 생겼다고 말합니다. 통증, 발적, 기능감퇴를 흔히 염증의 3대 조건이라고 부릅니다.

그러면 염증은 왜 일어나며, 그 원인은 무엇일까요? 염증과 질병은 어떤 관계일까요?

결론을 먼저 이야기하면, 몸에 쌓인 독(毒)을 제거(디톡스)하려는 인체의 방어노력이 염증입니다. 조직을 파괴하는 물질을 독(毒, toxin)으로 정의할 수 있습니다. 인체의 가장 광범위한 조직인 결합조직은 상대적으로 더욱 많은 독(毒)에 노출됩니다.

통증은 몸의 어떤 부위에 독이 있다는 것을 뇌에 알리는 인체 신호체계의 일종입니다. 발적(發赤)은 독을 제거하는 데 필요한 항독(抗毒)물질을 염증 부위에 빠르고 집중적으로 공급하기 위해 혈관을 확장하는 과정에서 일어납니다. 독을 제거(디톡스)하는 것에만 몰입하기 위해 다른 운동기능을 축소하는 과정에서 기능감퇴가 수반됩니다.

그러니까 염증의 3대 조건이라는 것은 사실상 독을 신속하게 제거(디톡스)하기 위한 인체의 방어체계의 일환인 것입니다.

그리고 간에 생긴 염증을 간염, 위에 생긴 염증을 위염이라고 부르는 것처럼 질병은 사실상 염증의 다른 이름에 불과합니다. 질병의 공통 뿌리가 염증인 것입니다. 따라서 질병을 치료한다는 것은 곧 염증을 치료하는 것을 의미합니다.

정리하면 염증의 원인은 독(毒)이고, 독을 제거(디톡스)하는 인체의 방어체계가 곧 염증이며, 질병은 염증의 다른 이름에 불과한 것입니다.

또한 치료(cure)와 치유(healing)의 차이를 이해하는 것이 질병 치유에 있어서 매우 중요합니다.

질병을 다루는 두 가지 방식이 있습니다. 그것은 곧 염증을 다루는 두 가지 방식이기도 합니다.

하나는, 염증을 억제하는 것입니다. 염증의 3대 조건인 통증, 발적, 기능감퇴를 대증(對症)적으로 억압하는 것입니다. 대증요법이 바로 이

것이며, 치료(cure)의 핵심 개념입니다. 약을 주로 사용합니다.

다른 하나는, 염증을 억제하는 대신 염증의 원인인 독(毒)을 제거(디톡스)하고, 독의 위해(危害)를 이겨낼 수 있도록 결합조직을 튼튼하게(리폼) 하는 것입니다. 양생(養生)요법이 여기에 해당하며, 치유(healing)의 핵심 개념입니다. 약 대신 영양(생리활성)물질을 주로 사용합니다.

약을 주로 사용하는 대증요법은 염증을 억제하기 위한 것인데, 이것은 인체의 자연치유력을 오히려 방해하게 됩니다. 증상은 치료(억제)될 수 있지만, 생명 본래의 자연치유와는 더욱 멀어질 뿐입니다.

그러므로 증상이 너무 급격히 진행되어 생명을 위협할 수 있다고 판단될 때에 한해서 약은 사용되어야 할 것입니다. 약은 그 자체가 독성물질이므로 더욱 그러합니다. 약을 의사와 약사만이 취급할 수 있게 하고, 그나마 의약분업으로 서로 견제하게 한 것은 약이 그만큼 큰 독성을 갖고 있기 때문입니다. 그렇기 때문에 약은 가급적 적게, 그리고 짧게 사용하는 것을 원칙으로 하여야 할 것입니다.

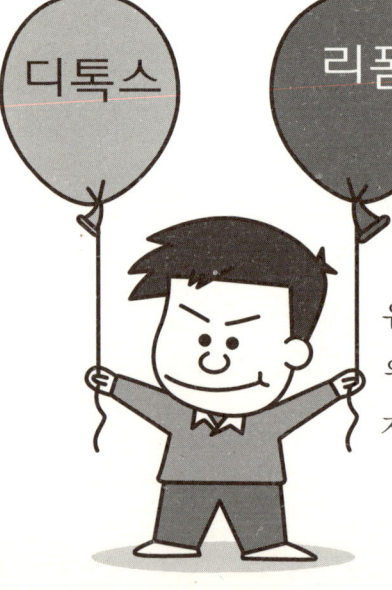

'약을 중심으로 한 의료적 조치'는 치료의 영역이고, '디톡스 & 리폼'은 치유의 영역입니다. 치료는 의료 전문인에게 위임할 수 있으나, 치유는 스스로 직접 하지 않으면 안 됩니다.

급성 전염병이라면 치료에 관한 일체를

의료 전문인에게 완전히 위임할 수 있을 것입니다. 이에 비해, 심뇌혈관질환과 같은 만성 퇴행성질환은 치료와 치유를 반드시 병행해야 할 것입니다. 전문 의료로써 병의 진행을 억제(치료)하는 한편, '디톡스 & 리폼'의 자가 치유(셀프케어)로써 자연 치유력을 복원시켜야 할 것입니다. 심뇌혈관질환의 자가 치유(셀프케어)에 있어 폴링요법이 강조되는 이유입니다.

키워드로 본 체험적 폴링요법 ⑥

06. '독 없는 식품(청정식품)'을 섭취하자

여기서 사용하고 있는 독(毒, toxin)이라는 개념은 "인체의 생명활동을 방해하는 모든 물질"을 통칭하는 포괄적 의미로 사용되고 있습니다. 독성물질은 우리들이 쉽게 인식하기 어려운 '활성산소'와 같은 유리기(遊離基)에서부터 생활주변에서 쉽게 발견되는 세척 유기물과 같은 화학물질에 이르기까지 그 종류를 이루 다 헤아리기 어렵기 때문입니다.

'독 없는 식품'을 청정식품이라고 규정할 때, 필자가 사용하고 있는 의미의 독이 조금도 없는 식품은 상상하기 어려울 것이므로, '독이 적은 식품'을 청정식품이라고 부르면 될 것 같습니다.

필자는 결합조직을 튼튼히(리폼) 하는 데 있어 기본이 되어야 할 생활습관 중에 하나가 '독 없는 식품 섭취하기'라고 확신합니다.

그렇다면 '독 있는 식품'은 어떤 식품일까요? 두 종류의 '독 있는 식품'을 생각할 수 있습니다.

첫째, 식품 그 자체에 독성물질이 들어 있는 식품입니다. 수많은 식품 첨가제가 들어 있는 가공식품과 농약 잔류물, 화학약품이 농축된 농수산식품 등이 여기에 속할 것입니다.

둘째, 식품 그 자체에는 독성물질이 들어 있지 않더라도, 식품이 섭취된 후 신진대사 과정에서 독성물질을 만들어 내는 식품입니다.

설탕, (액상)과당 등 정제당분이 많이 든 식품과 식물성 기름으로 튀긴 식품이 이 범주에 속하는 식품입니다. 대부분의 빵, 쿠키, 과자, 과즙음료, 청량음료, 라면 등의 면류가공식품 등이 여기에 해당됩니다.

정제당분이나 식물성 기름은 그 자체로는 전혀 무해할 뿐만 아니라 식생활에 없어서는 안 될 식재료이기도 합니다. 그러나 여러 경로를 통해 많은 양이 지속적으로 섭취될 때는 문제가 크게 달라집니다. 학자에 따라서는 이 두 부류의 물질(정제 당분과 식물성 기름)을 현대인의 만성 퇴행성질환을 일으키는 근본원인으로 보고 있을 정도입니다.

정제 당분과 튀김용의 식물성 기름을 많이 섭취하면 어떤 방식으로 만성 퇴행성질환이 발생하는가에 대해서는 chapter 02의 '인슐린 저항성이 우리에게 말하는 것'과 '산화적 스트레스와 이기심'을 참조하시면 도움이 되실 것입니다.

또 한 가지 이 부류의 식품에서 빼놓을 수 없는 것이 '공장식으로 사육된 육류와 관련된 제품' 입니다.

필자는 블로그(momgil.org)의 칼럼에서 '스트레스 호르몬'과 '화' 라는 주제의 글로 이 문제를 자주 다루어 왔습니다.

생명에 대한 경외심은 전혀 없이 오직 경제적 원리에 따라 '공장식으로 사육된 육류와 그 제품'에는 엄청난 양의 스트레스 호르몬이 축적되어 있을 것이고, 이것을 먹는 사람은 '화(스트레스)'의 소용돌이 속에서 수많은 '독'을 스스로 만들어내게 될 것입니다.

　직접적인 것은 아니지만, 둘째 범주에 관련해서 유념해야 할 또 한 가지 요소는 '죽처럼 될 때까지 꼭꼭 씹어 먹기와 적게 먹기(小食)'의 중요성을 인식하는 것입니다.

　꼭꼭 씹어 먹으면 많이 먹을 수도 없지만, 적게 먹고도 충분한 영양을 섭취할 수 있고 천천히 씹는 과정에서 마음이 안정될 수 있습니다. 무엇보다 적게 먹으면 몸속에 생기는 독성 노폐물의 양이 그만큼 적어질 것입니다. 적게 천천히 먹는 사람이 건강하게 오래 사는 비결이 여기에 있습니다.

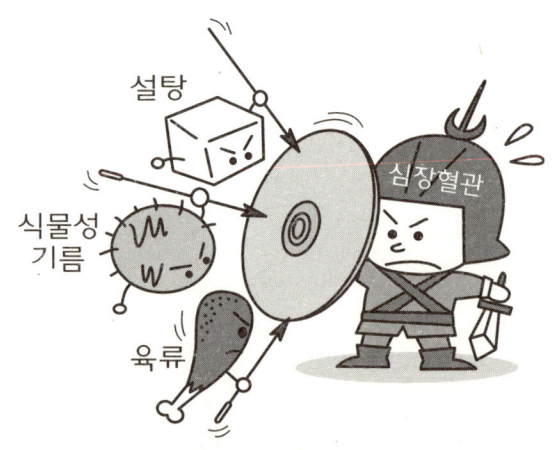

　필자가 청정식품을 강조해서 말하면 사람들의 처음 반응은 "그러면 도대체 무엇을 먹고, 무슨 재미로 사느냐?"입니다.

처음 얼마간은 저도 약간의 어려움이 따르는 듯 했습니다. 그러나 곧 이와 같은 식생활이 진정으로 바르고 깊이 있는 삶을 사는 사람의 식생활이라는 것을 알게 되었습니다. 왜냐하면 진정한 삶의 가치와 기쁨을 비로소 느낄 수 있었기 때문입니다.

필자는 대단한 육식 애호가였습니다. 2~3일만 돼지고기를 먹지 않아도 공황심리에 빠질 정도로 육식을 좋아했습니다. 그러나 우연히 '공장식으로 사육하는 육류'의 참혹한 생명학대에 따른 스트레스 호르몬의 축적현황을 알게 되면서 자연스럽게 육류를 먹을 수 없게 되었습니다.

필자는 '어떤 식품을 얼마만큼 먹고' 하는 식의 식사요법을 믿지 않습니다. 효용성이 전혀 없기 때문입니다. 진정한 식이요법은 큰 줄거리의 원리를 이해한 후, 청정식품에 대한 관심과 주의를 지속적으로 기울이는 것이 전부라고 생각합니다.

심뇌혈관질환의 치유에 있어 청정식품의 섭취 중요성은 아무리 강조해도 지나치지 않을 것입니다.

키워드로 본 체험적 폴링요법 ⑦

07. 평소 '고마워하기'의
놀라운 힘

'스트레스 역치'라는 말이 있습니다. 역치(閾値, threshold)는 문지방의 높이를 뜻하는 말입니다. 문지방의 높이가 낮을수록 쉽게 그 문지방을 넘나들 수 있듯이, 스트레스 역치가 낮을수록 스트레스에 의해 쉽게 공격당할 수 있다는 뜻입니다.

이에 반해, 스트레스 역치가 높다는 것은 어지간한 스트레스는 스트레스로 느끼지 않을 정도로 이해력과 포용력이 넓다는 뜻입니다.

오늘날 인류를 위협하는 대부분의 질환은 만성 퇴행성질환들입니다. 암, 심뇌혈관질환 등 대부분의 질환이 여기에 해당될 것입니다. 이들 질환은 생활습관이 잘못되어 발생한다는 뜻에서 '생활습관병'이라고 부르기도 합니다.

따라서 잘못된 생활습관에 관련된 두 가지 개념을 이해하는 것이 생활습관병의 치유를 위해 꼭 필요합니다.

첫째, '인슐린 저항성'입니다.

둘째, '산화적 스트레스' 입니다.

▶ 인슐린 저항성은 인슐린의 작용능력을 나타내는 말입니다. 인슐린 저항성이 높다는 말은 인슐린의 작용 능력이 떨어져 인슐린이 충분히 있음에도 불구하고 혈액 속의 당분이 세포에 들어가서 에너지로 바뀌지 못하고 있다는 뜻입니다.

인슐린 저항성이 높아지면 만성 퇴행성질환, 특히 심뇌혈관질환이 발생하게 됩니다. 스트레스와 정제 당분이 농축된 식품의 과다 섭취가 인슐린 저항성을 높이는 것으로 보고되어 있습니다. (chapter 02의 '인슐린 저항성이 우리에게 말하고 있는 것'을 참조하십시오)

▶ 산화적 스트레스는 스트레스와 항산화 영양소의 부족 등으로 체내의 산화작용이 지나치게 일어나는 과정에서 활성산소와 같은 독성물질이 많이 발생하게 되는 것을 말합니다. 이때 발생하는 독성물질을 활성산소류(活性酸素類)라 부릅니다. '류(類)'라는 말은 '―같은 것'이라는 뜻입니다.

활성산소류(類)는 정상적인 대사과정에서도 발생되지만, 항산화 영양소에 의해 모두 중화되어 정상적인 물질로 바뀔 수 있습니다. 그러나 스트레스에 의해 산화작용이 지나치게 진행되거나, 독성물질을 많이 섭취하거나, 흡연, 부적절한 운동습관 등에 의해 체내의 항산화 능력을 초과해서 활성산소류(類)가 발생하면 '산화적 스트레스'가 유발되는 것입니다.

산화적 스트레스에 의해 만성 퇴행성질환, 특히 심뇌혈관질환이 발생한다는 사실은 이미 잘 밝혀져 있는 바와 같습니다. (chapter02의 '산

화적 스트레스와 이기심'을 참조하십시오)

"만병의 근원은 본질적으로 스트레스다."라는 말이 질병 발생의 스트레스 학설을 단적으로 표현하고 있습니다. 동양에서는 '화병'으로 부르고 있습니다.

'스트레스 역치'가 낮으면 약간의 스트레스에 의해서도 '인슐린 저항성'이 높아지고 '산화적 스트레스'가 진행되어 만성 퇴행성질환이 발생하게 됩니다. 위생환경과 영양을 비롯한 제반 여건이 잘 갖추어진 오늘날에도 여전히 인류는 질병의 고통에서 벗어나지 못하고 있습니다. 오히려 고통의 파괴적 성향은 더욱 심화되었다고도 볼 수 있습니다.

정교한 의학적 이론이 만성 퇴행성 질병을 치유하는 것은 결코 아닐 것입니다. 만약 그렇다면 오늘날 치유되지 못할 생활습관병은 하나도 없을 것입니다. 그러나 불행히도 대부분의 만성 퇴행성질환은 가까스로 증상을 관리해가는 차원에 머물러 있을 뿐, 완전히 건강을 회복하는 치유의 경우는 극히 적은 것이 현실입니다. 왜 그럴까요?

이런 우화를 읽은 적이 있습니다. 발에 꼭 끼는 작은 신발을 신고 하루 종일 고통을 느끼다가 저녁에 신발을 벗을 때 느끼는 쾌감을 무척이나 즐기던 사람이 있었습니다.

너무 작은 신발 때문에 혈액순환에 장애가 생겨 고혈압, 두통, 신경통, 관절염 등 온갖 질환에 시달리게 되었습니다.

이 병원에 가면 이 원인을, 저 병원에 가면 저 원인을 설명하면서 온갖 약과 비방을 다해보았으나 아무 소용이 없었습니다. 어떤 곳에서는 이빨을 뽑기조차 했습니다. 이렇게 고통의 지옥을 헤매다 우연히 신발가게 아저씨를 만났는데, 전후사정을 듣고는 신발을 즉시 바꾸어보라고 충고했고, 결과는 신통방통이었습니다.

필자는 이 우화를 읽으면서 만성 퇴행성질환을 다루는 현대의학을 연상했습니다. 생활습관병은 잘못된 생활습관을 바꾸면 즉시 치유될 수 있다는 것이 필자의 확고한 믿음입니다. 저는 이 믿음을 저 자신의 치유경험을 통해 체득한 것입니다.

그리고 잘못된 생활습관 중에서 가장 중요한 한 가지만을 지적하라면 주저 없이 '낮은 스트레스 역치'를 들 것입니다.

왜 스트레스 역치가 낮아질까요? 그것은 한 마디로 이기심 때문일 것입니다. '나'라는 생각을 앞세우는 생활태도 때문일 것입니다.

동서양의 모든 성현들이 일관되게 가르치고 있는 것은 '나'라는 생각(이기심)의 허구성을 알아차리라는 것입니다. 이 '나'라는 생각을 내려놓기만 하면 행복과 건강이 즉각적으로 드러난다는 것입니다.

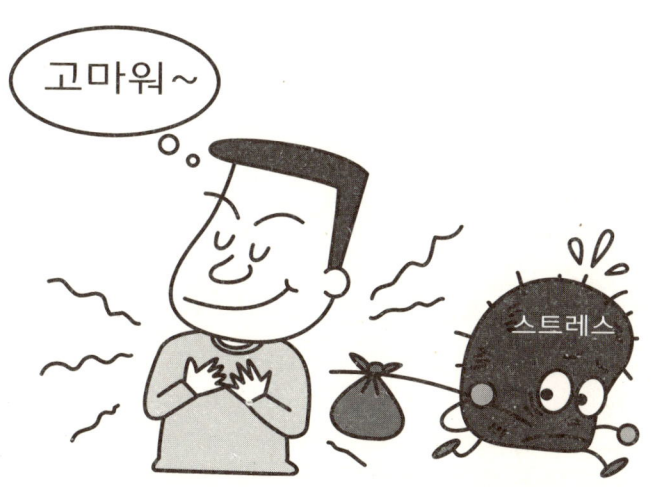

어떻게 '나'를 내려놓을 수 있을까요? 여기에 대한 모든 성현들의 답 또한 한결같습니다. '고마워하기'를 생활화하라는 것입니다. '고마움'이 온몸의 세포 하나하나에 스며들면 자연히 사랑할 수 있게 되고, 사랑 속에서 '나'는 사라지며, '나'가 사라진 그 자리에 '우리'가 들어서고, '우리'는 행복과 건강의 다른 얼굴이라는 것입니다.

고마워하고, 사랑하는 가운데 스트레스 역치는 무한히 높아져 어떠한 어려움 속에서도 건강과 행복이 보장되는 것입니다.

'고마워하기'는 심뇌혈관질환과 같은 만성 퇴행성질환을 치유하는 사랑의 연금술입니다.

키워드로 본 체험적 폴링요법 ⑧

08. 내 손 안의 혈관 건강
'폴링요법 체험하기'

폴링요법은 해석의 범위에 따라 3가지로 분류할 수 있습니다.

첫째, 좁은 범위의 해석으로서, 라이너스 폴링이 인생의 후반기에 심혈을 기울여 발표한 〈심혈관질환의 완전한 극복에 이르는 통합이론〉(원문은 블로그 momgil.org의 '심혈관의 폴링요법' 의 '폴링요법의 길잡이' 를 참조하십시오) 을 의미합니다.

둘째, 중간 범위의 해석으로서, 폴링요법의 핵심내용이 '혈관의 결합조직을 튼튼하게 하는 것' 에 있으므로 결합조직 건강법을 폴링요법으로 보는 것입니다.

셋째, 넓은 범위의 해석입니다. 결합조직의 건강은 독성물질의 조직 파괴력과 결합조직의 견고성 간의 균형에 의해 좌우됩니다. 그러므로 폴링요법이 효과를 나타내기 위해서는 다음과 같은 조건이 전제되어야 합니다.

1. 독(毒)이 생성되지 않도록 생활습관을 변화시키고,
2. 몸에 발생된 독(毒)은 철저히 무독화하고,
3. 독(毒)에 저항할 수 있는 튼튼한 결합조직을 만들 수 있어야 할 것입니다.

넓은 의미의 폴링요법은 이와 같이 결합조직의 건강법에 관련된 생활습관의 변화까지도 함께 고려하는 것을 말합니다. 현재 필자는 넓은 의미의 폴링요법을 채택하고 있습니다.

필자의 부친 4남매는 모두 심뇌혈관질환을 앓을 정도로 이 질환의 가계인자가 무척 강한 편에 속합니다. 그런 탓에 필자 또한 15년 전부터 혈압강하제를, 4년 전부터 콜레스테롤과 고지혈증 저하제를 복용하여 관련 혈액 수치를 정상적으로 유지해왔습니다.(2009년 기준)
기름진 음식을 특히 좋아했고 식탐이 있어 자주 과식하는 편이었으며, 키 165cm, 몸무게 72kg을 30여 년 이상 유지해 온(현재는 62kg), 67세의 약사입니다.
2009년 1월 초, 왼쪽 눈이 부분적으로 보이는 현상이 간혹 짧게 (1~2분) 나타나 MRI 검사를 받았는데, 왼쪽 경동맥이 90%, 오른쪽 경동맥이 50% 막힌 것이 밝혀져, 왼쪽 경동맥을 절제하여 퇴적물을 제거하는 수술을 받았습니다.

치매와 더불어 심뇌혈관질환을 치유하지 못하면 자신뿐만 아니라

가족 전체를 참혹한 불행의 나락으로 몰아간다는 사실을 입원 기간 동안 뼈저리게 느꼈습니다. 반드시 건강을 회복해야 한다는 결심이 굳어질수록 한 가지 강한 의문이 떠올랐습니다.

그것은 '왜 최고의 약을 사용하여 관련 혈액 수치를 완벽하게 관리하여 왔음에도 불구하고 혈관이 막히는 사태가 발생했느냐?' 하는 것이었습니다. 더불어 '그렇다면 심뇌혈관질환의 치유에는 약보다 더 중요한 어떤 요인이 반드시 있을 것이다. 그것이 무엇일까?' 하는 의문이었습니다.

수술 약 4개월 후쯤, 영양치유 분야를 전공하는 약학박사 친구가 〈심혈관질환자를 위한 라이너스 폴링의 영양치유 이야기〉라는 책을 "아마도 성효경 동문에게 최고의 복음서일 것이니 읽고 그대로 실천하기 바란다."고 하면서 주었습니다.

모든 의문을 일거에 풀리게 하고, 스스로의 노력으로 건강을 반드시 회복할 수 있다는 확신을 주는, 필자에게는 그야말로 최고의 복음서였습니다. 그 핵심 메시지를 요약하면 다음과 같습니다.

> "혈관을 막는 것은 콜레스테롤과 같은 지방물질이지만, 혈관이 약해지거나 상처가 나지 않는 한 이와 같은 지방물질은 절대로 혈관에 쌓이지 않는다.
> 혈관의 결합조직이 약해지거나 상처가 나면 그 부위를 보호하기 위해 콜레스테롤 등 지방질이 상처의 딱지처럼 쌓이게 되는데, 그 과정이 너무 지나쳐(over-shooting) 혈관을 막게 된다.

이것은 혈액 속의 콜레스테롤이나 지방질 양과는 직접적인 비례관계가 없다. 문제는 혈관 내 결합조직의 견고성이다. 상처가 아물면 딱지는 자연히 떨어져 없어지는 것처럼 혈관의 결합조직이 튼튼해지면 막힌 혈관은 자연스럽게 예전의 상태를 회복하게 된다."

누구나 잘 알다시피, 라이너스 폴링은 두 번이나 노벨상을 받은 근대 화학의 아버지가 아닙니까? 라이너스 폴링의 연구가 틀리지 않다면 우리는 지금, 원인은 제쳐두고 결과인 콜레스테롤만 다루고 있는 것은 아닌지 자문해 보는 계기가 될 수 있을 것이고, 또한 반드시 그렇게 되어야 할 것입니다.

이때부터 넓은 의미의 폴링요법을 즉각적으로 실천하기 시작했습니다. 그 내용을 한 번 더 요약하면 다음과 같습니다.

▶ 독(毒)을 생성하지 않도록 생활습관을 변화시키고,
▶ 몸에 발생된 독(毒)은 철저히 무독화하고,
▶ 독(毒)에 저항할 수 있는 튼튼한 결합조직을 만드는 것입니다.

1. 독(毒)을 생성하지 않는 생활습관을 위해서는…

- 공장식으로 사육된 육류를 먹지 않습니다. 방목으로 사육한 육류를 구하기 어려워 사실상 육류를 먹지 않고 있습니다. 그렇다고 저는 결코 채식주의자는 아닙니다.
- 어류는 자연산만 먹고 있습니다. 멸치, 갈치, 꽁치, 전갱이 등 우

리가 쉽게 접할 수 있는 많은 종류의 어류는 자연산입니다. 인공적으로 양식된 어류에는 항생제, 호르몬제 등 다양한 독성유발물질이 사료에 섞여 공급되고 있기 때문에 공장식으로 사육된 육류에 준해서 먹지 않고 있습니다.

- 식물성 기름으로 튀긴 식품을 일체 먹지 않습니다. 불포화 지방산이 많은 식물성 기름으로 튀기면 열에 의해 다양한 독성물질이 형성됩니다. 트랜스 지방은 한 예에 불과합니다. 라면, 도넛, 쿠키, 닭튀김 등 많은 가공식품과 기호식품이 여기에 해당됩니다.
- 설탕, (액상)과당 등 정제당분이 많이 들어 있는 식품은 먹지 않습니다. 빵과 과자류, 청량음료 등이 여기에 속합니다. 정제당분은 그 자체로서는 무해한 식품이지만 너무 많은 양이 지속적으로 섭취되면 몸속에서 독성물질로 전환될 수 있습니다. 비만, 당뇨, 심뇌혈관질환을 비롯한 많은 만성질환의 원인이 됩니다. 대부분의 가공식품은 '정제 당분이 많은 튀김식품' 입니다.
- 야채와 과일, 곡류는 친환경 제품을 선택합니다. 농약 잔류물이 많으면 어떤 경우보다 오히려 더 유해할 수도 있기 때문입니다. 육류를 먹지 않는 데서 절약된 경비를 친환경 농산물을 구매하는 데 사용하므로, 추가되는 경제적 부담은 거의 없다고 보면 됩니다.
- 음식은 입안에서 죽처럼 될 때까지 꼭꼭 씹어 먹으려고 최대한 노력합니다. 이렇게 꼭꼭 씹어 먹으면 적게 먹고도 포만감과 필요 영양소를 충분하게 공급할 수 있습니다. 그리고 음식에 숨어 있는

풍미(風味)를 즐길 수 있어 생활의 품격이 높아집니다. 적게 먹는 것은 모든 건강법의 기본요소입니다.
- 잠자기 전 그리고 아침에 일어나기 전에 '고마운 느낌'을 간직하려고 마음을 가다듬습니다. 매사에 '고마워하기'가 언제나 가능하도록 기도합니다. 그래서 '고마워하기'가 세포 하나하나에 녹아들어 영혼의 일부가 될 수 있도록 노력하고 있습니다.

2. 몸속에 발생된 '독(毒)'을 철저히 무독화시키기 위해서는…

- '포시즌 프로폴리스'를 섭취합니다. 프로폴리스는 꿀벌이 만드는 자연의 항산화제로서 '독'을 중화시켜 무독화시키는 기능이 매우 탁월합니다(대부분의 '독'은 과산화 물질입니다).
- 유기농 녹차 잎 분말(경덕원)을 섞어 밥을 합니다. 녹차 잎에는 '독'을 중화시키는 성분과 마음을 맑고 차분하게 하는 성분이 특별하게 들어 있습니다.
- 가능한 물을 자주 마시고, 규칙적인 운동(주말에는 1시간 정도 걷기, 주중에는 30분 이상 거실에서 자전거 타기)을 합니다. 특히 요산의 혈중 수치가 높은 사람은 물을 자주 많이 마시면 요산이 쉽게 배설됩니다.

3. '독(毒)'에 저항할 수 있는 튼튼한 결합조직을 만들기 위해서는…

- 'C포뮬라'를 섭취합니다. C포뮬라는 혈관의 결합조직을 튼튼하게 하는 데 필요한 폴링 포뮬라입니다.

- 혈전이 생성되는 것을 예방하기 위해 오메가-3를 섭취합니다.

　이상은 필자의 폴링요법에 따른 자가 치유(셀프케어) 방법을 요약한 것입니다. 물론 6개월에 한 번씩 병원에 가서 필요한 검사와 조치를 받고 있습니다.
　심뇌혈관질환과 같은 생활습관병은 '약 중심의 의료'와 더불어 여기서 설명한 것과 같은 자가 치유(셀프케어)가 매우 중요하다는 것이 필자의 체험에 근거한 믿음입니다. 어쩌면 더욱 중요할지도 모릅니다. 치유는 셀프케어를 통해 실현되기 때문입니다.

　지금 필자는 종전보다 10kg 정도 줄어든 62kg의 몸무게를 유지하고 있고, 약을 전혀 복용하지 않고도 정상적인 혈중 콜레스테롤과 지방 수치를 유지하고 있습니다.
　단지 혈압약은 아직 완전히 중단하지 못하고 양을 반으로 줄여 복용하고 있습니다. 가까운 장래에 이것마저 완전히 끊게 될 것입니다. 정상적인 혈액 수치를 유지하지 못한 채 약의 복용을 무리하게 중단하는 것은 말할 필요도 없이 무모한 행동일 것입니다.
　또한 혈관초음파 검사 결과도 좋습니다. 수술한 혈관은 계속 깨끗한 상태를 유지하고 있고(수술 2년 반 경과), 오른쪽 경동맥의 경화도 50%에서 45%로 약간이나마 좋아진 상태를 유지하고 있습니다. 필자와 같은 경우, 계속해서 혈관이 막히지 않는 것만도 매우 바람직한 상태에 속할 것입니다.

필자의 향후 최대 목표는 오른쪽 경동맥의 경화를 완전히 없애는 것에 두고 있습니다. 멀지 않은 장래에 이 목표까지도 실현될 수 있을 것이라 확신하고 있습니다.

그리고 이 나이에 매일 4~5시간 이상 집중해서 글을 쓰거나 읽을 수 있는 것도 폴링요법 때문이라고 확신하고 있습니다.

폴링요법으로 저 자신을 더욱 건강하게 하고, 그 건강의 경험을 수많은 사람들과 함께 나누는 것이 필자의 유일한 여생의 소망입니다.

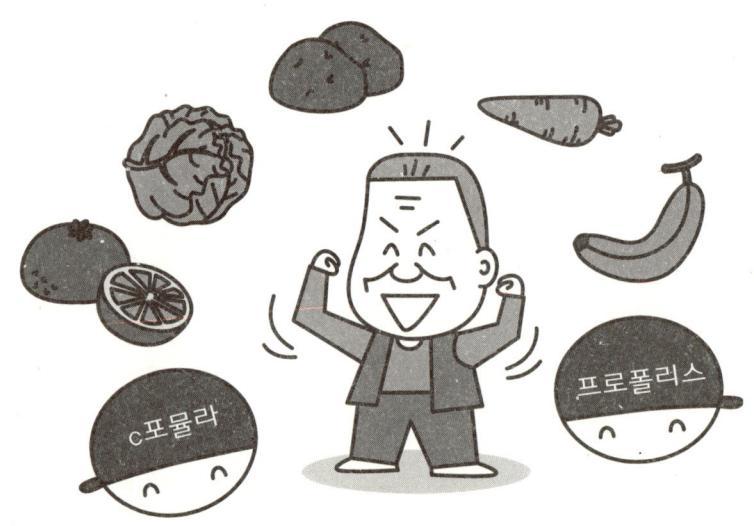

chapter 02

내 몸을 살리는
건강의 조건 10가지

내 몸을 살리는 건강의 조건은
첫째, 독을 생성하지 않는 생활습관을 실천하는 것이고,
둘째, 몸에 발생된 독은 철저히 무독화시켜야 하며,
셋째, 독에 저항할 수 있도록 튼튼한 결합조직을 만드는 것이다.

건강의 조건 - 이것만은 알아두자 ①

01. '치명적인 유혹, 탄수화물 중독'

2011년 5월 6일 KBS 1TV의 프로그램 〈생로병사의 비밀〉의 방송 제목은 '치명적인 유혹, 탄수화물 중독' 이었습니다. 암, 당뇨, 고혈압, 뇌졸중, 협심증, 심근경색, 정신장애, 알레르기 등 현대인을 괴롭히는 생활습관병의 가장 중요한 원인이 여기에 있다고 해도 과언이 아닐 것입니다.

위에 열거된 치명적인 질환들은 '정제 당분'의 올바른 이해 없이는 근본적인 치유가 불가능하다는 것이 저의 확신입니다. 이러한 질환들에 있어 약은 증상의 관리에만 그치는 것이지 결코 질환의 근본 원인에는 어떠한 영향도 미치지 못한다는 것이 사실일 것입니다.

방송의 제목에 있는 '탄수화물' 이라는 단어는 '정제 당분' 으로 바꾸는 것이 옳지 않을까 하는 생각이 듭니다. '정제 당분' 도 탄수화물의 일종이므로 굳이 틀린 표현은 아니지만, 탄수화물이 치명적인 건강장애를 유발하는 것은 결코 아니기 때문입니다.

탄수화물은 크게 두 가지로 나눌 수 있습니다. ▶복합 탄수화물(Complex Carbohydrate)과 ▶단순 탄수화물이 그것입니다. 현미, 잡곡처럼 도정을 거의 하지 않은 곡류는 껍질과 씨눈 등이 제거되지 않은 자연에 가까운 상태에 있습니다. 이러한 곡류를 8분도, 6분도 등 도정을 많이 하게 되면 껍질과 씨눈이 거의 완전히 제거됩니다.

이렇게 도정된 곡류에는 전분질과 같은 소화되기 쉬운 탄수화물만 남게 되는데 반해, 도정을 거의 하지 않은 곡류에는 씨눈 속의 비타민, 미네랄과 껍질의 섬유질이 전분질과 뒤엉켜 있습니다.

섬유질이 제거된 단순 탄수화물은 섬유질이 제거되지 않은 복합 탄수화물에 비해 소화 흡수에 걸리는 시간이 매우 짧을 수밖에 없을 것입니다.

여기에 더해서, 단순 탄수화물을 그 구성성분인 설탕, 과당, 포도당 등 '정제 당분'으로 만들어서 사용하면 입에 들어가는 즉시 소화되고, 잇따라 흡수될 것입니다(소화 흡수에 걸리는 시간이 단지 15분 내외로 알려져 있습니다).

이제 이쯤해서 저혈당증(Hypoglycemia)이라는 개념을 이해할 필요가 있습니다. 저혈당증은 혈액 속의 당분(혈당)의 농도가 높은 고혈당증(Hyperglycemia)과는 반대 개념이지만, 사실은 혈당이 늘 낮은 상태로 있는 것은 아니고, 한순간 높았다가 곧 낮아지고 또 곧 높아졌다가 낮아지는 상태를 반복하는 것이 저혈당증입니다.

혈액 속의 당분은 세포로 들어가서 에너지로 바뀌게 되는데, 이때 꼭 필요한 호르몬이 인슐린입니다. 당분이 너무 빠르게 흡수되면 혈당은 갑자기 높아지게 되고, 그에 따라 인슐린도 갑자기 많이 필요하게 됩니다.

갑자기 많이 필요하다 보니까 미처 양이 조절되지 못하고 너무 많이 공급되어 오히려 혈당을 너무 낮추게 됩니다. 혈당이 너무 낮아지면 급하게 단 것이 먹고 싶어집니다. 빵, 과자 등 '정제 당분'이 많이 들어간 가공식품이나 흰 밀가루, 흰 쌀가루로 된 국수, 라면 등에 대한 욕구를 억제하기가 어렵게 됩니다. 혈당이 낮아지면 배가 불러도 자꾸만 당도가 높은 식품에 대한 갈구가 계속됩니다. 이것이 소위 '탄수화물 중독'이라고 표현된 '정제 당분 중독'인 것입니다.

저혈당증은 불안 초조 등 정신장애를 일으키는 가장 포괄적인 원인으로 밝혀지고 있습니다. 또한 이렇게 과도하게 흡수된 당분은 지방질로 바뀌어 혈관에 쌓이고(심뇌혈관질환), 지방세포로 축적되어 비만의 원인이 됩니다.

저혈당증은 당뇨병으로 가는 최고의 지름길이라는 말이 있습니다. 암, 알레르기 또한 이와 같은 비정상적인 당분대사와 밀접한 상관관계가 있는 것으로 밝혀져 있습니다.

이에 비해서 섬유질과 필수 미량영양소가 그대로 살아 있는 복합 탄수화물은 당분의 소화와 흡수가 천천히 진행됩니다. 그에 따라 인슐린도 점진적으로 필요하게 되고, 저혈당이 일어날 가능성도 없어지게 됩니다. 복합 탄수화물이 현대의 생활습관병을 치유할 수 있는 최고의 건강식품으로 재평가되고 있는 이유가 여기에 있습니다.

이상에서 알 수 있듯이 문제는 탄수화물이 아니라 정제 탄수화물

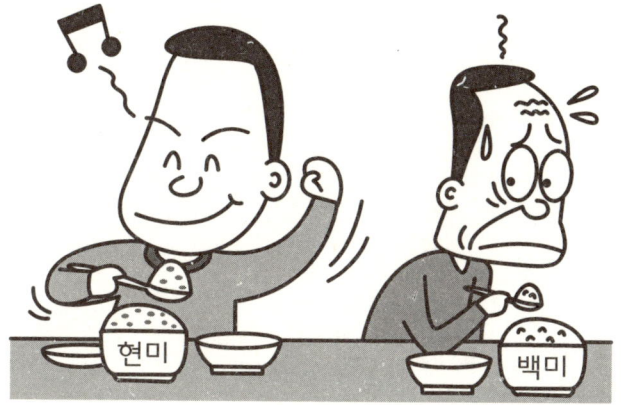

과 정제당분인 것입니다. 그리고 정제 당분에 있어 더욱 유의해야 할 것은 '눈에 보이지 않는 당분(Invisible Sugar)'으로서, 가공식품에 숨어 있는 당분입니다. 현대인들이 섭취하는 대부분의 '정제 당분'은 이 형태에 속한다고 보면 틀림없을 것입니다.

  현미, 잡곡밥과 야채, 해조류, 과일 등 복합 탄수화물이 풍부한 자연식품을 액체가 될 때까지 꼭꼭 씹어 먹는 생활을 실천하면 심뇌혈관질환 등 생활습관병은 발붙일 자리를 잃게 될 것이고, 우리나라 의료재정은 풍요의 대명사가 될 것임을 확신합니다.

건강의 조건 – 이것만은 알아두자 ②

02. '히드라의 심장'을 찔러야 한다

나무의 가지나 잎은 자르면 자를수록 더욱 무성하게 자랍니다. 잔디도 깎으면 깎을수록 더욱 조밀해집니다. 뿌리가 살아 있기 때문이지요.

그리스 신화에 등장하는 히드라라는 동물은 아무리 머리를 잘라도 다시 생겨난다고 합니다. 히드라를 죽이는 유일한 길은 심장을 찾아내어 거기를 찔러야 한다는 것입니다.

심뇌혈관질환과 같은 생활습관병일수록 질환을 일으킨 근본 뿌리가 무엇인지를 바로 아는 것이 치유의 지름길일 것입니다.

사람은 '몸-마음 복합체(body-mind complex)' 입니다. 몸은 마음의 가장 바깥 면이고, 마음은 몸의 가장 안쪽 면입니다. 몸과 마음은 같은 것의 다른 측면입니다. 그리고 개개인의 마음은 그 이름을 어떻게 부르던 전체마음의 한 부분입니다. 전체마음이 개별적으로 구체화된 것이 개개인의 마음일 것입니다.

전체마음은 개개마음의 의지에 감응(response)하여 그 의지의 내용을 그대로 실현시킵니다. 만약 개개마음의 의지가 병(病)적이라면 전체마음은 병든 몸으로 개개마음에 응답할 것입니다. 만약 개개마음이 치유적 의지로 충만해 있다면 전체마음은 건강한 몸으로 응답할 것입니다. 여기에는 어떠한 예외도 있을 수 없습니다. 그것이 법칙이기 때문입니다. 또한 여기에는 어떠한 이유도 없습니다. 스스로 그러하기 때문입니다.

이 말은 개개마음의 치유적 의지가 몸과 마음의 건강에 있어 가장 중요한 요인이라는 사실을 의미합니다.

필자는 모든 질병이 스트레스에 의해 발생된다는 스트레스 학설을 매우 존중합니다. 그럼에도 불구하고 행동분석에 기초를 두는 대부분의 스트레스 관리법에 대해서는 매우 회의적입니다. 그것은 히드라의 머리를 자르는 것처럼 끝없는 에너지의 낭비를 초래할 것이기 때문입니다.

개개의 스트레스에 의한 개개의 질환은 나무의 잎이나 줄기에 불과할 뿐일 것입니다. 개개의 스트레스를 낳는 뿌리 스트레스는 무엇일까요? 필자는 그것이 '나'라는 생각, 즉 이기심이라고 믿고 있습니다. 조금만 깊이 생각해보면 시기, 질투, 절망, 분노, 슬픔, 의기소침, 우울과 같은 모든 부정적 생각의 근저에는 이기심이 도사리고 있다는 것을 알 수 있습니다.

그렇다면 '나'를 앞세우는 이기심의 뿌리는 무엇일까요? 개개의 파도는 바다의 일부분에 불과하지만 본질에 있어서는 바다 그 자체

이듯이, 전체마음의 일부분에 불과한 개개마음도 본질에 있어서는 전체마음 그 자체인 것입니다. 개개의 마음은 '나'를 앞세우는 이기심이기 이전에 전체마음의 꽃 피어남인 것입니다. 우리는 '하나'인 것입니다. 우리가 '하나'라는 사실을 잊어버리는 것이 모든 이기심의 뿌리입니다. 또한 이기심은 모든 스트레스의 뿌리이고, 스트레스는 심뇌혈관질환과 만성 퇴행성질병의 뿌리입니다.

심뇌혈관질환과 같은 생활습관병은 병의 진행에 따른 외과적 수술이나 증상의 적절한 관리도 중요하겠지만 그에 못지않게 중요한 것이 이기심을 내려놓고 긍정적인 생각을 하는 것입니다. 이것은 '우리는 하나'라는 전체마음의 시각에서 사물을 바라볼 때 가능한 것입니다.

가정과 직장을 비롯한 생활의 모든 면에서 '고마워하기'와 '사랑하기'의 실천을 일관되게 강조하신 김수환 추기경의 가르침은 단순한 윤리적 차원을 뛰어넘어 몸과 마음에 변화와 치유를 일으키게 하

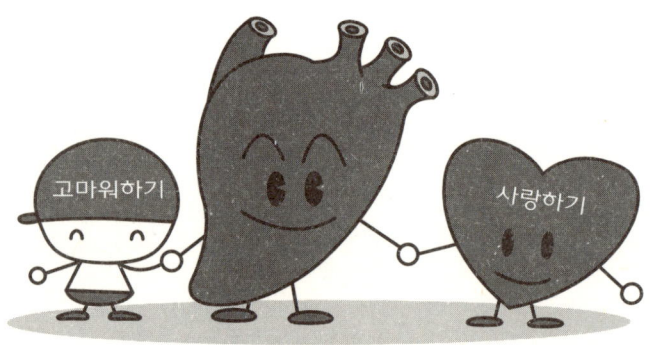

는 실천적 차원의 가르침이었음을 잊지 말아야겠습니다.

　이기심을 내려놓고 긍정적인 생각을 하게 되면 생활의 모든 면에서 '고마워하기'와 '사랑하기'가 자연스럽게 실천될 것이기 때문입니다. 이것은 심뇌혈관질환과 같은 생활습관병의 치유에 있어 히드라의 심장을 찌르는 것입니다.

건강의 조건 - 이것만은 알아두자 ③

03. '산화적 스트레스'와 이기심

'산화적 스트레스(Oxidative Stress)'는 우리 몸의 산화(酸化)작용이 비정상적으로 지나치게 일어나는 경향을 말합니다. 산화적 스트레스는 활성산소류(類)에 의해 촉진되거나, 체내의 항산화(抗酸化) 체계가 약화될 때 발생합니다.

활성산소류(Reactive Oxygen Species, ROS)는 비정상적으로 과잉 활성화된 산소와 그 산화물을 말하는 것입니다. 활성산소, 지방의 과산화물, 질소 및 유황의 과산화물, 일산화탄소 등이 여기에 해당됩니다.

활성산소류(類)는 정상적인 대사과정에서도 발생되지만, 항산화물질에 의해 모두 중화되어 정상적인 물질로 바뀔 수 있습니다. 그러나 독성물질 등을 많이 섭취하거나 흡연, 스트레스, 운동부족 등에 의해 체내의 항산화력을 초과해서 활성산소류(類)가 발생하면 산화적 스트레스가 유발되는 것입니다.

산화적 스트레스는 세포막의 손상, DNA 손상, 단백질 변성, 지질을 비롯한 3대 영양소의 과산화, 간경변증, 지방간, 심혈관질환, 암, 류머티스, 자가면역질환, 백내장, 폐기종, 염증 등의 발생, 노화색소 (Lipofuscin)를 유발하는 것으로 밝혀져 있습니다.

또한 복부비만과 산화적 스트레스 간에는 비례적 관계가 있다는 사실이 잘 밝혀져 있습니다.

필자는 약 2년 반 전에 왼쪽 경동맥이 90% 정도 경화되어 플라크 제거 수술을 받은 적이 있습니다. 기름진 음식을 유별나게 좋아한 것과 좁아터진 소견머리와 더불어 가족력이 원인이라고 생각하고 있습니다.

'좁아터진 소견머리'는 이기심의 다른 모습에 불과할 것입니다. 걱정과 불안, 불끈불끈 화를 잘 내는 것 역시 이기심의 또 다른 모습일 것입니다.

이기심은 '스트레스 역치'를 낮추는 가장 큰 원인입니다. 역치(閾値)는 문지방의 높이를 뜻하는데, 스트레스 역치가 낮다는 것은 조그마한 자극에도 엄청난 스트레스를 느낀다는 뜻입니다.

스트레스 역치가 낮은 사람일수록 쉽게 스트레스를 느끼게 되고, 스트레스는 단일 원인 중에서는 가장 큰 산화적 스트레스의 유발인자로 밝혀져 있습니다. 이 말은 곧 이기심이 강한 사람일수록 심뇌혈관질환을 비롯한 대사증후군에 걸릴 가능성이 그만큼 높아진다는 의미일 것입니다.

그러므로 심뇌혈관질환의 치유에 있어 마음가짐의 중요성은 아무리 강조해도 지나치지 않을 것입니다.

　수술 후 필자는 산화적 스트레스에 관련된 몇 가지 사항을 철저히 지켜가고 있습니다.
첫째, 약은 기본적으로 독성을 가지고 있는 산화적 스트레스의 유발 인자입니다. 그러므로 약을 가급적 적게 섭취하고 빨리 끊을 수 있도록 최선을 다하고 있습니다.
둘째, 기름진 음식, 기름에 튀긴 음식, 가공식품, 공장식으로 사육된 육류를 일체 먹지 않으려고 노력하고 있습니다.
셋째, '나'라는 생각을 내려놓은 그 빈자리에 '우리'가 대신할 수 있도록, 그리고 생활의 모든 면에서 이기심이 세력을 얻지 못하도록 각별히 조심하고 있습니다. '나'라는 생각이 뱀처럼 옹크리고 있는 한 사랑도, 아름다움도, 그 어떤 가치 있는 것도 들어설 자리가 없을 것입니다.
'스트레스 역치'를 높여서 산화적 스트레스를 예방하는 가장 확실한 방법이 바로 '이기심 내려놓기'라는 사실을 잊지 않으려고 노력하고 있습니다.
　이런 결심을 실천하는 데서 나오는 성과는 놀라운 것입니다.
첫째, 혈압약을 제외한 모든 약을 끊고도 관련 혈액 수치가 정상을 유지하고 있습니다.
둘째, 72kg의 체중이 62kg으로 유지되고 있습니다.
셋째, 평안한 마음으로 늘 행복합니다. 세상이 아름답다는 것을 새삼 느끼고 있습니다.

필자는 심뇌혈관질환을 비롯한 생활습관병의 근본원인은 '화'와 '독'이라고 확신하고 있습니다.

이와 관련해서 '이기심 내려놓기'를 통해 스트레스 역치를 높이고, 산화적 스트레스로부터 자유로울 때 비로소 심뇌혈관질환을 극복할 수 있다고 확신하고 있습니다.

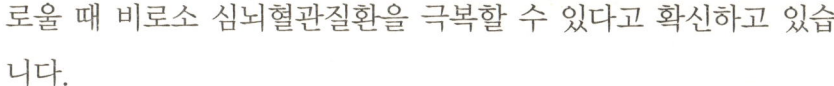

건강의 조건 - 이것만은 알아두자 ④

04. 액체가 될 때까지 ~ 씹기의 건강학

저는 음식과 식사에 관한 한, '적게 먹기' 보다 더 효과가 있는 건강법을 아직까지는 모릅니다. 흔히 '소식(小食)주의' 라고 부르기도 하지요.

그리고 '적게 먹기' 는 억지로 강요한다고 되는 것은 결코 아닙니다. 오로지 '액체가 될 때까지 씹기' 와 같은 자연스런 방법만이 효과가 있다고 확신하고 있습니다.

먹고 싶은 것을 참지 못하는 사람에게 있어 억지로 적게 먹는다는 것은 엄청난 고통이고, 지옥을 초래하는 것입니다. 그런 사람에게 적게 먹도록 강요한다고 해서 며칠이나 실천될 수 있겠습니까? 또 설사 무리하게 실천한다 할지라도 적게 먹는 것에서 얻는 효과보다 더 큰 정신적, 생리적 손실이 억지로 참는 데서 발생할 것입니다.

먹고 싶은 것을 참지 못하는 사람들의 대다수가 음식을 충분히 씹지 않고 빨리 삼키는 특징이 있다는 사실은 이미 잘 알려져 있습니다. 그렇게 되면 음식을 많이 섭취함에도 불구하고 몸에 필요한 필수

영양소는 충분히 흡수하지 못하게 되고, 인체는 필수영양소가 충족될 때까지 식욕중추를 자극하게 되어 있습니다.

배가 불룩하도록 많이 먹었는데도 이상하게 더 먹고 싶어지는 때를 경험해보신 적이 누구나 있을 것입니다. 먹고 싶은 것을 참지 못하는 사람들은 이러한 상태를 일상적으로 지속하고 있는 것입니다. 칼로리는 많이 섭취하지만 그것을 에너지로 바꾸는 데 필요한 필수영양소는 부족해지니까 몸은 더욱 뚱뚱해지고 건강도 함께 나빠질 수밖에 없습니다. 그리고 더욱 나쁜 것은 우울증 등 여기서 파생되는 정신적 폐해가 적지 않다는 사실입니다.

'액체가 될 때까지 씹기'는 모든 건강학에 공통된 가장 핵심적 내용이라고 필자는 믿고 있습니다. 충분히 씹어보면 음식 속에 숨어 있는 풍미(風味)를 느낄 수 있습니다. 이러한 풍미를 가공식품에서 찾기는 매우 어려울 것입니다. 풍미라는 측면에서 자연의 모든 식품은 궁극적으로 한 맛(一味)이고, 그렇기 때문에 자연 속에 존재하는 개개의 식품은 그 자체로 존귀한 가치를 지니고 있는 것입니다.

이러한 점에서 본다면 식품의 가치와 중요성은 청정한 자연성에 있는 것이지, 동물성이나 식물성이냐, 잎이냐 뿌리냐, 내장이냐 살코기냐 등에 있는 것은 결코 아닐 것입니다.

풍미의 측면에서 보면 가공식품보다는 자연식품이, 육류보다는 곡류, 야채가 더욱 뛰어나다는 것은 누구나 쉽게 알 수 있습니다. 또한 이것은 건강의 측면에서도 같은 의미를 갖고 있을 것입니다.

'액체가 될 때까지 씹기'는 충분한 식사시간을 필요로 합니다. 식사시간이 20~30분을 지나면 기분 좋은 포만감이 우러나오면서 더 먹고 싶은 생각이 자연스럽게 사라지는 것을 쉽게 볼 수 있습니다. 억지로 소식을 강요할 하등의 필요가 없습니다.

'액체가 될 때까지 씹기'를 통해 적은 식사량만으로도 충분한 필수 영양소가 소화·흡수될 수 있습니다. 또한 오래 씹는 과정에서 정신이 맑아지고 안정되는 것은 '오래 씹기'의 특별한 보너스입니다.

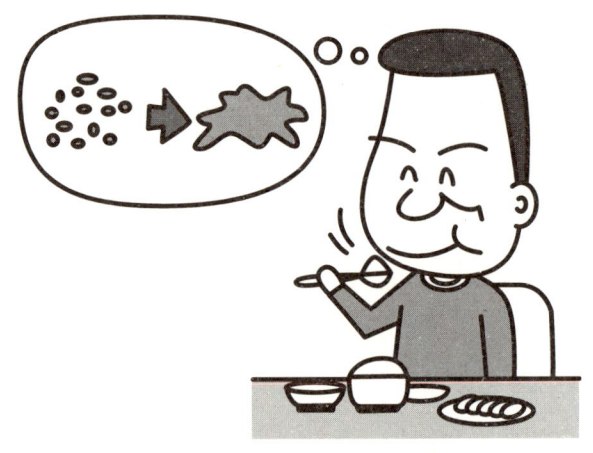

틱 낫한 스님은 그의 책〈화〉에서 "음식을 입 안에서 액체가 될 때까지 씹으면 화와 불안을 섭취하지 않게 된다."고 강조하면서, 음식을 즐기면서 아주 신중하게 씹어 먹는 생활습관을 강조하고 있습니다.

심뇌혈관질환과 같은 '화병'이 범람하는 시대를 살아가는 현대인들이 반드시 익혀야 할 생활습관이라고 믿습니다.

건강의 조건 – 이것만은 알아두자 ⑤

05. '인슐린 저항성' 이 우리에게 말하는 것!

우선 김철중 조선일보 의학전문기자의 "'인슐린 저항성' 평가, 성인병 가능성 미리 알 수 있다."의 내용을 간추려 적는 것이 큰 도움을 줄 것 같습니다.

–신촌 세브란스병원 당뇨병센터 허갑범 교수팀이 1100여 명의 검진 자료를 분석한 결과, 건강한 사람도 인슐린 저항성이 높은 경우 대사증후군에 걸릴 가능성이 높은 것으로 나타났다.

인슐린 저항성이란 음식으로 흡수된 혈당을 체내 에너지로 활용하는 인슐린의 효율이 감소된 상태로 인슐린 양은 충분해도 혈당 대사가 제대로 이뤄지지 않는 경우다. 이 값은 공복 시 혈중 인슐린 농도와 공복 혈당 값 등으로 계산, 수치화한다.

대사증후군은 복부비만, 당뇨병, 고혈압, 고(高)지혈증 등이 하나 이상 혼재된 상태로 심근경색, 뇌졸중 등 심혈관질환이 일어날 확률이 매우 높은 경우를 말한다.

연구에 따르면, 인슐린 저항성이 큰 그룹은 없는 그룹에 비해 대사증후군의 위험도가 무려 48배가 증가하는 것으로 나타났다. 세부적으로는 당뇨병이 10배, 고혈압 1.8배, 고(高)콜레스테롤혈증 2.5배, 지방간 9배 등이 증가했다.

허 교수는 "30대 후반 이후 팔, 다리는 굵지 않으면서 배가 나오는 복부비만이 심할수록 대사증후군 위험과 인슐린 저항성이 생길 위험이 커진다."며, "허리둘레를 기준으로 남자는 36인치, 여자는 32인치 이상은 위험도가 2~3배 증가한다."고 말했다.-

인슐린은 혈액 속의 당분을 세포로 끌어들이는 호르몬으로서, 췌장에서 만듭니다. 당분은 인슐린 수용체라는 문(門)을 통해 세포 안으로 들어갈 수 있는데, 인슐린은 이 수용체의 문을 열어주는 역할을 한다고 보면 될 것입니다.

인슐린 수용체에는 자물쇠가 채워져 있고, 인슐린은 그것을 열 수 있는 열쇠라고 생각하면 인슐린 저항성을 이해하기가 한결 쉬워질 것입니다.

인슐린 저항성이란 어떤 원인 때문에 인슐린(열쇠)이 이 문(자물쇠)을 잘 열지 못해서, 혈액 속에 인슐린이 충분하게 있음에도 불구하고 혈당이 세포 안으로 들어가지 못하는 상태를 말합니다.

이러한 상태를 흔히 '고(高)인슐린 고(高)혈당' 이라 부릅니다. 혈액 속에 인슐린이 많이 있으면 당연히 혈당은 적게 있어야 하는데, 인슐린이 많이 있음에도 불구하고 혈당도 동시에 많이 있는 묘한 현상이 벌어진 것입니다. 인슐린 저항성이 높아졌기 때문입니다.

인슐린 저항성이 높아지는 수많은 원인 중에서 특히 우리들 생활과 밀접한 관계가 있는 3가지를 설명하면 다음과 같습니다.

첫째, 자물쇠에 고장이 날 수가 있을 것입니다. 복부비만을 비롯한 비만, 변성된 식물성 기름 등은 인슐린 수용체라는 자물쇠에 고장을 일으키는 주범으로 지목받고 있습니다. 특히 식물성 기름으로써 튀김을 할 때 생기는 트랜스 지방이나 변성 지방은 독성이 강한 물질들로서 혈관 등 조직세포에 염증을 유발하기도 하는 것으로 밝혀져 있습니다. 심뇌혈관질환을 비롯한 대사증후군에 걸려 있는 사람들은 튀김식품(면류, 과자류, 스낵류, 튀김 닭 등)을 섭취하지 않아야 할 것입니다.

둘째, 열쇠에 문제가 생길 수도 있습니다. 예를 하나 들면, 인슐린은 단백질의 일종입니다. 4개의 인슐린 단백질이 아연을 중심으로 복합체를 완벽하게 이루고 있을 때, 인슐린의 효율이 가장 높아집니다.

그런데 만약 아연의 섭취가 부족하면 설사 췌장에서 인슐린을 많이 생산하더라도 인슐린이 온전하게 작동할 수는 없을 것입니다. 그러므로 아연을 비롯한 미네랄과 비타민 등 미량 영양소를 균형 있게 섭취하는 것이 중요합니다.

셋째, 열쇠와 자물쇠의 관계에 문제가 생길 수도 있습니다. 만약 정제 당분(설탕, 과당 등)이 함유된 식품을 많이 먹으면 혈액 속에 당분이 한꺼번에 많이 생기게 되고, 이것에 깜짝 놀란 췌장은 인슐린을 두서 없이 많이 만들어 혈액 속으로 쏟아 붓게 됩니다(Insulin Pouring).

그러면 다시 혈당이 너무 지나치게 적어지게 되고(저혈당), 정제 당분의 갈구가 생겨 그러한 식품을 탐식하게 되는 악순환이 반복되게 됩니다. 결과적으로 열쇠도, 자물쇠도 온전하지 못하게 되어 인슐린 저항성으로 귀결되고 말 것입니다. 정제 당분이 많이 든 식품을 주의해야 하는 이유입니다.

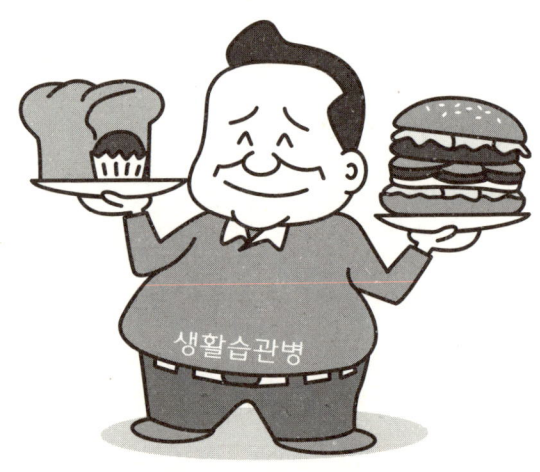

인슐린 저항성이 우리에게 말하고 있는 것은 무엇일까요? 우리의 식문화를 근본적으로 재검토 할 것을 말하고 있는 것은 아닐까요? 오늘날 우리들의 식문화는 정제 당분, 식물성 기름 튀김, 첨가제를 이용한 가공식품이 뿌리를 형성하고 있습니다.

이러한 식문화를 근본적으로 바꾸지 않고는 인슐린 저항성에 따른 대사증후군은 점점 그 범위를 넓혀갈 것이고, 우리는 암, 심뇌혈관질환, 아토피 등 생활습관병의 굴레 속으로 더 깊게 빠져들 수밖에 없지 않을까요?

건강의 조건 - 이것만은 알아두자 ⑥

06. 심상화(心想化)의 놀라운 치유력

심상화(心想化)는 글자 그대로 '마음에 그림을 그리는 것'을 말합니다. 암 덩어리가 봄볕에 눈 녹듯이 녹아내리는 모습을 그리든지, 사업에 성공하여 큰 빌딩을 소유한 모습을 이미지화 하든지, 유명한 음악가가 되어 오케스트라를 지휘하는 모습을 새기든지, 자기가 바라는 바를 마음의 캔버스에 그리는 것을 말합니다. 그리고 그러한 상태의 느낌을 앞당겨 느껴볼 수 있다면 심상화는 더욱 깊어지고 확고해질 것입니다.

'일체유심조(一體唯心造)'라는 말이 있습니다. 모든 사물과 현상의 실체는 마음이라는 뜻이지요. 이 말 속에는 몸의 병도 마음을 통해 치유될 수 있을 뿐만 아니라, 마음을 통한 치유야말로 본질적 치유라는 의미가 숨어 있습니다. 몸을 단순히 물질의 일부로만 다루어서는 완전한 치유를 기대할 수 없다는 뜻이지요.

최근의 '몸-마음 상관의학'이 발달하면서 이러한 사실이 여실히 입증되고 있습니다. 또한 양자물리학을 통해 물질의 본질이 '마음과 같은 성질의 어떤 것' 이라는 사실 또한 재론의 여지조차 없이 확립되어 있습니다.

최근의 두뇌신경생리학의 연구 결과에 의하면, 두뇌(마음)는 파동의 패턴을 통해 사물을 인식하며, 현실과 상상은 모두 파동패턴을 취하고 있으므로 구체적으로 상상을 하는 심상화는 현실로서 구체화 될 수 있다는 것입니다. 상상이 현실이 된다는 의미이지요. 심상화의 기법이 질병의 치유에 중요한 위치를 차지할 수 있다는 뜻이기도 합니다.

이상의 내용이 함축된 마이클 탤보트의 '홀로그램 우주' 속에 있는 글을 간추려 소개합니다.

- 방사선 치료조차 할 수 없을 정도로 악화된 후두암에 걸린 61세의 프랭크라는 노인이 있었다. 그의 회생 확률은 고작 5% 미만이었다. 그 무렵 심상화 기법을 활용하는 방사선 종양학자 칼 사이먼튼 박사의 치료 프로그램에 다행스럽게 참여할 수 있었다. 심상화 기법은 환자 자신이 병의 치료 과정에 스스로 참여할 수 있다는 점에서 특히 주목된다.

그는 하루에 3번에 걸쳐 방사선이 총알처럼 암세포를 공격하는 그림을 마음에 그렸다. 또한 암세포는 무질서해서 일반적인 인식과는 반대로 매우 허약하다는 이미지를 마음에 새겼다.

그 결과는 매우 극적이어서 심상화 기법을 병행하지 않고 방사선 치료만을 받은 환자에 비해 확연한 치료효과를 나타냈을 뿐만 아니라 부작용 또한 거의 나타나지 않았다. 그는 단 2개월 만에 암의 징후가 모두 사라지는 것을 경험했다.

심상화 기법이 암의 치료에 효과를 나타내는 원리는 무엇일까?

"홀로그램 식으로 작용하는 두뇌 속에서 상상된 사물의 이미지는 사물 그 자체와 동일한 효과를 감각에 미칠 수 있는 것이다. 실제건, 상상이건 간에 '모든' 경험은 홀로그램 방식으로 구성된 공통의 파형 언어로 해석될 수 있다는 사실을 상기한다면 상황은 훨씬 더 명확해진다." -

론다 번이 쓴 〈시크릿〉에 의하면 심상화 기법에서 중요한 2가지는, 첫째, 원하는 바를 정확하게 그리는 것입니다. 원하는 바를 정확하게 그리면 그릴수록 그것의 실현가능성은 높아집니다.

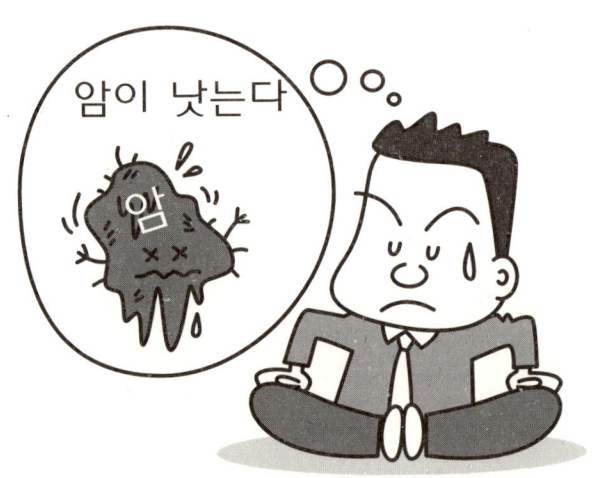

둘째, 원하는 것이 실현되었을 때의 느낌을 앞당겨 느끼는 것입니다. 그때는 '고마움'이 느낌 전체를 이루고 있을 것입니다. 그런 점에서 '고마움'은 성공과 행복 그리고 치유를 불러오는 창조적 에너지의 원천입니다.

혹자는 약학을 전공한 자연과학자가 웬 심상화 타령을 하고 있느냐고 핀잔 아닌 핀잔을 하는 사람도 있겠지만 이것은 물질과 마음의 본질이 하나라는 양자물리학의 세계를 모르고 하는 소리일 것입니다.

암에서처럼 심뇌혈관질환과 같은 생활습관병에도 심상화의 기법이 본격적으로 도입되기를 기원해 봅니다.

건강의 조건 – 이것만은 알아두자 ⑦

07. 혈관질환을 일으키는 구강의 2가지 문제

우선 심뇌혈관질환을 일으키는 원인으로 구강(口腔)의 병변을 들먹이는 자체가 매우 생소하게 느껴질 사람이 대부분일 것입니다. 저 자신도 구강의 문제가 심뇌혈관질환으로 확장될 수 있다는 사실을 근래에 와서 알게 되었으니까요.

구강의 2가지 문제 중 첫째는 치근(root canal) 충전제로 쓰이는 수은 아말감(mercury amalgam)의 독성물질 방출이 문제입니다.

둘째, 치은염이나 치주염을 일으키는 세균과 세균이 분비하는 독성물질을 말합니다.

수은 아말감의 문제는 '건강을 위한 최적 영양'에서 심장 전문의사인 레비(Thomas E. Levy)가 한 말을 인용하는 것이 좋을 것 같습니다.

"콜레스테롤은 몸의 자연적인 해독기전(detoxification mechanism)을 담당하는 물질이다. 몸에 독성물질이 많으면 그것을 해독하기 위해 콜레스테롤의 혈중농도도 그만큼 높아진다. 독성물질은 콜레스테롤에 의해서 중화된다. 수은 아말감과 치주염 등이 있으면서 콜레스테롤이 높은 사람은 수은 아말감을 제거하고 치주염을 치료하면 며칠 안에 극적으로 콜레스테롤 수치가 정상으로 회복하는 것을 쉽게 관찰할 수 있다. 독성물질이 제거되면 콜레스테롤 수치도 자연히 떨어지는 것이다"

수은 아말감은 수은과 다른 금속을 섞은 치근 충전제입니다. 수은 아말감으로부터 끊임없이 방출되는 독성물질을 '독성의 흐름(stream of toxicity)' 이라고 레비는 표현했습니다. 그만큼 독성이 줄기차게 방출된다는 뜻이겠지요. 또한, 독성물질의 성격은 다르지만 치주염에 관여하는 세균으로부터 분비되는 세균독소도 심뇌혈관질환의 원인 인자이기는 마찬가지입니다.

독성물질은 혈액에 흡수되어 전신의 혈관을 통해 운반되는 과정에서 심뇌혈관처럼 물리적 압력을 많이 받는 혈관에 염증을 일으킬 수 있습니다. 이때 만약 혈관의 결합조직이 약하면 더 쉽게 염증이 발생될 것입니다. 염증 부위의 혈관 파손을 막기 위해 LDL-콜레스테롤이 '자연의 석고붕대(natural caster)' 로서 그 부위를 덮게 됩니다. 이것은 상처 부위에 생기는 딱지를 연상하면 쉽게 이해할 수 있습니다. 이와 같은 몸의 자연적인 방어기전이 너무 지나치게(overshooting) 진행될 때 동맥경화에 의한 심뇌혈관질환이 발생하는 것입니다.

치주염과 심뇌혈관질환의 관계를 다룬 한국일보(5월26일)의 권대익 의학기자가 쓴 "잇몸병 얕잡아 봤다간 '큰 병' 생긴다."를 요약하면 다음과 같습니다.

- 잇몸병은 치아와 잇몸 사이에 치태(플라크)와 치석이 생기면서 세균이 번식해 잇몸에 염증을 일으키는 질환으로, 우리나라의 경우 20세 이상의 성인은 50%, 35세 이후에는 75%, 40세 이상의 장노년층은 80~90%가 이 병을 앓고 있다.

 잇몸병은 잇몸에만 염증이 국한되는 치은염과 잇몸과 잇몸 뼈 주변까지 염증이 생기는 치주염(풍치)으로 구분한다. 보통 치은염으로 시작해서 치주염으로 악화하는 경우가 많다.

 치주염은 협심증, 동맥경화증, 심근경색증 등 심혈관질환과 관련이 많다. 치주염을 앓는 사람은 그렇지 않은 사람보다 심혈관질환에 걸릴 위험이 25% 정도 높다. 특히 25~49세 남자 치주염 환자의 심혈관질환 유병률은 정상인보다 70%나 높다.

 잇몸이 오랜 기간 세균에 감염되면 몸은 세균 증식을 막으려고 백혈구의 수를 늘린다. 백혈구의 수가 늘어나면 혈액응고인자도 많아져 혈액이 끈끈해져 심혈관에 혈전을 만들게 된다. 또한 치주염의 원인균은 혈액을 타고 돌아다니면서 혈관 벽을 망가뜨리고 동맥경화증을 일으킨다. -

이와 같이 치주염이 협심증, 동맥경화증, 심근경색증 등 심뇌혈관질환과 직접적 관계가 있다는 사실은 우리가 꼭 기억하고 있어야 할 사항일 것입니다. 이와 함께 다음의 사항도 유념할 가치가 있기는 마찬가지일 것입니다.

영국 유니버시티 칼리지의 연구진이 스코틀랜드에 사는 1만 1000명의 사람들을 상대로 조사한 바에 의하면, 하루에 한 번 이하로 칫솔질하는 사람은 하루에 두 번 양치질하는 사람에 비해 심장병 이환율이 70%나 높다는 사실을 밝혀냈습니다.

하루에 3번, 한 번에 3분간 칫솔질하는 습관이 심혈관질환의 예방과 치료에 매우 중요한 이유입니다.

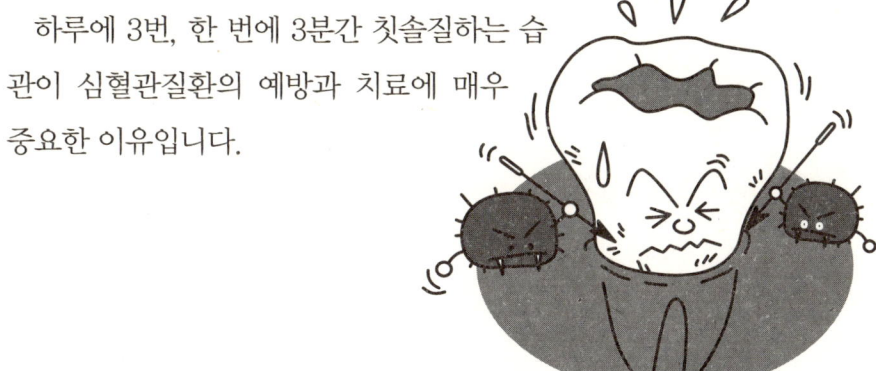

건강의 조건 – 이것만은 알아두자 ⑧

08. 약보다 밥에 더 신경 쓰는 의사

이런 경우를 주위에서 자주 보았을 것입니다. 처음에는 혈압약만을 먹었는데, 좀 지나니까 속이 쓰려 위장약을 같이 먹게 되었고, 또 한 1~2년 지나니까 혈압약의 종류와 양을 더 추가하게 되었습니다. 그러다 보니까 콜레스테롤이 높아져 다시 그에 관련된 약을 추가하게 되었고, 나중에는 신장까지 나빠져 신장약도 먹게 되어, 결국 약이 한보따리가 되는 것을 말입니다.

우리는 이러한 과정을 '치료'라는 이름으로 불가피하게 받아들입니다. 그리고 약이 결국에는 건강을 가져다 줄 것이라는 환상을 끝까지 버리지 않습니다.

필자는 얼마 전, 대구의료원에서 신경외과 과장으로 일하시는 황성수 박사의 놀라운 치료법을 다룬 텔레비전 3부작을 보았습니다.

수십 년 간 먹어왔던, 70이 넘은 노부인의 약보따리를 단번에 쓰레기통에 버리게 하였습니다. 그리고 고기, 달걀, 우유를 일절 먹지 못하게 했습니다. 심지어 멸치육수와 같은 고기 성분도 일절 허용하지 않았습니다. 오로지 현미밥과 무공해 채소, 야채, 과일만 허용했습니다.

결과는 단 며칠 만에 그 분의 혈압이 떨어지고 건강을 되찾는 여러 징후가 나타나기 시작한 것이었습니다. 약을 갑자기 끊으면 큰 일 난다는 통념을 한순간에 날려버리는 놀라운 광경이었습니다.

그 할머니 외에도 약을 끊고 현미, 야채식만으로 혈당이 정상이 되고, 혈압이 내려가며, 콜레스테롤이 정상이 된 여러 사람들의 체험담을 상세히 소개했습니다.

다음은 MBC프로덕션에서 편집한 〈목숨 걸고 편식하다〉에 실린 황성수 박사의 말씀 중 중요한 몇 가지 만을 간추려 정리한 것입니다.

"일반적으로 불안하게 생각하죠. 왜냐하면 전문가라는 사람들이 '고혈압에는 혈압약을 쓰지 않으면 안 된다. 약을 안 쓰면 중풍이나 심장병이 더 많이 올 수 있다.'고 얘기하니까요. 일반인들은 그렇게 알아들을 수밖에 없지요. 그런데 사실상 고혈압 환자들 중에 뇌경색이나 중풍이 생긴 환자들을 보면 혈압약을 안 쓰는 환자들보다 쓰는 환자들이 더 많아요."

"예를 들어, 혈압이란 것은 몸을 지키기 위한 생리적 반응 가운데 하나라고 보면 됩니다. 우리가 조금 빨리 걷거나 뛰면 숨이 찹니다.

"왜 그럴까요? 심장이 빨리 뛰어서 그렇습니다. 만약 사람이 빨리 걷거나 뛰는데 심장이 보통 때처럼 천천히 뛰면 어떻게 되겠습니까? 그 사람 죽습니다. 심장이 빨리 뛰는 게 정상입니다. 우리 몸이 필요로 하기 때문에 그런 반응을 일으키는 겁니다."

"고혈압도 우리 몸을 유지하기 위해 몸이 스스로 나타낸 하나의 반응이라고 보면 되지요. 고혈압 같은 신체의 반응들을 치료할 때는 약을 쓸 게 아니라 식생활습관을 개선하는 게 가장 중요합니다."

"흔히들 생각하기에, 어느 세상에 식성 바꾸고 습관 고치겠냐며 효과가 아주 더디게 나타날 거라 여기지만 그렇지 않습니다. 식이요법 효과는 아주 빨리 나타납니다."

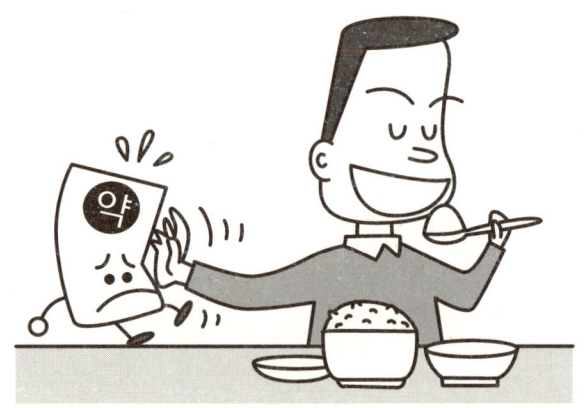

"식물성 식품에는 사람에게 필요한 비타민이 골고루 충분히 들어 있습니다. 특히 비타민 C는 동물성 식품에는 전혀 들어 있지 않은 성분입니다. 건강하고 오래 살려면 우리 몸을 구성하고 있는 세포들을 가능한 상하지 않도록 해야 합니다. 상처를 입은 세포는 금방 노화하고 또 암을 발생시킬 가능성이 높기 때문입니다."

"비타민 중에서 비타민 C, 베타카로틴, 비타민 E는 바로 이런 역할을 하는 항산화 비타민입니다. 이 비타민들은 곡식, 채소, 과일에 많이 들어 있습니다."

"심지어 철저하게 식물성 식품만 먹으면 이미 형성되어 있던 동맥경화증도 소실되는 효과가 있습니다."

필자는 혈압과 콜레스테롤이 높아서 약을 복용해오던 중에, 결국 경동맥이 막혀 2년 반 전에 수술을 한 적이 있습니다.

생활습관이 잘못되어 생기는 병을 '생활습관병'이라고 하는데, 현재 필자는 생활습관을 철저히 바꾸어서 생활한 지 2년이 훨씬 넘어서고 있습니다.

기본 원칙 면에서는 황성수 박사의 방식과 별다른 차이가 없으나, 멸치, 갈치, 전갱이 등 자연산 어류와 자연 방목된 육류는 섭취한다는 점에서 상당한 차이가 있습니다. 저는 황 박사처럼 엄격한 채식주의자는 아닙니다. '독'과 '화'라는 측면에서 '공장식으로 사육된 육류와 어류'를 먹지 않을 뿐입니다.

그 결과 약을 먹지 않고도 콜레스테롤과 지방질은 정상을 유지하고 있고, 체중은 72kg에서 62kg으로 줄었으며, 혈압 약은 아직 먹고는 있으나 조만간에 줄일 수 있을 것 같습니다. 초음파 검사에 의한 혈관의 경화도도 안정된 상태로 밝혀져 있습니다.

저는 심뇌혈관질환과 같은 생활습관병의 치유에 있어 가장 큰 장애물은 '약이 나를 낫게 할 것이라는 잘못된 믿음'이라고 확신하고 있습니다. 약은 필요한 것이지만 약에만 의존하는 치료 자세는 반드시 혁파되어야 할 것입니다.

그리고 황성수 박사와 같은 자연주의적 혁신 의료인이 더 많이 활동할 수 있기를 간절히 기원하고 있습니다.

건강의 조건 - 이것만은 알아두자 ⑨

09. '마른 비만'에 대한 새로운 견해

비만을 측정하는 기준으로서 체질량지수(BMI, 체중을 키의 제곱으로 나눈 값)가 가장 많이 활용됩니다. 대체로 BMI가 25 이상이면 비만, 30 이상이면 '고도비만'이라 부릅니다.

고도비만은 지방세포가 심하게 변성돼 정상으로 복귀하기가 어렵고, 각종 성인병에 걸릴 위험이 높기 때문에 약물 내지 수술을 하는 것이 원칙입니다. 약물로는 식욕억제제와 지방흡수억제제를 주로 사용하는데, 모두 부작용이 심하므로 의사의 지시를 확실히 지켜야만 합니다.

이에 비해 근육형 비만은 주로 지방이 아닌 근육(단백질)의 무게 때문에 체중이 많이 나가는 특징이 있습니다. 건강의 측면에서는 전혀 문제가 없습니다.

고도비만과 더불어 건강상 가장 큰 문제가 되는 비만이 '마른 비만'입니다. 최근에 '마른 비만'이 급속도로 늘고 있는 추세입니다.

'마른 비만'은 몸무게는 비만이 아니지만 복부에 지방이 축적되는 것이 특징입니다. 또한 '마른 비만'은 나이가 들면서 근육량이 감소하고, 운동량이 떨어지면서 열량이 지방으로 바뀌어 복부에 쌓인다는 것이 정설로 되어 있습니다.

그런데 필자는 '마른 비만'의 원인을 좀더 깊은 곳에서 찾고 있습니다. 물론 위에서 말한 것도 하나의 원인임이 분명하지만, 그러나 필자가 보기에는 '독(毒, toxin)'과 관련하여 생각해 볼 필요가 절실하다고 여겨집니다.

지방은 인체 내에서 여러 가지 기능을 수행합니다. 그 중의 하나가 장기(腸器)를 보호하는 기능입니다. 그것은 지방의 많은 부분이 복부에 집중되어 있는 것을 보면 쉽게 짐작할 수 있습니다.

또 하나의 기능은 장기에 위해(危害)를 가할 수 있는 독성물질을 포위하여 독성물질로부터 장기를 보호하는 기능입니다.

우리가 먹는 식품이나 물, 공기 속에 독성물질이 많으면 많을수록 인체는 더 많은 지방을 만들어서 독성물질을 포획하려 할 것입니다. 몸의 대사과정에서 독성물질이 많이 생성되어도 사정은 마찬가지일 것입니다.

생명 학대적인 방식으로 사육된 육류는 스트레스 호르몬이라는 독(毒)의 온상일 것입니다. 스트레스 호르몬이 잔뜩 들어 있는 닭고기를 기름에 튀겼다고 생각해보십시오. 스트레스 호르몬과 더불어 열에 의해 변성된 독성 기름의 최고 공급원이 될 것입니다.

열에 의해 변질된 기름, 특히 트랜스 지방의 위험성은 이미 잘 알

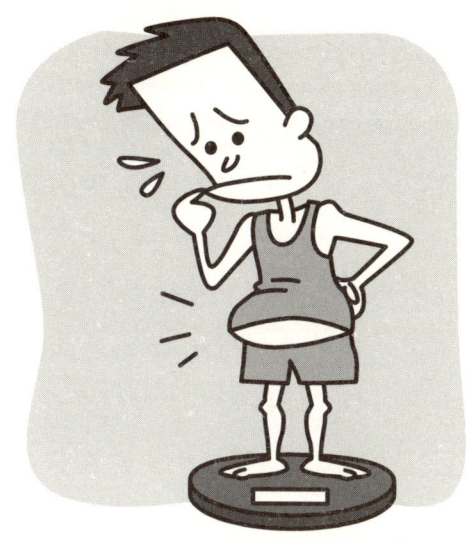

려진 바와 같습니다. 환경 호르몬이 녹아 든 물과 공기, 항생제 세례 속에서 자란 야채와 과일, 첨가제로 범벅된 가공식품, 우리의 생활환경을 통해 무수히 많은 독성물질이 우리 몸속으로 파고듭니다.

  이들 독성물질로부터 장기를 방어하기 위해 인체는 지방을 더욱 많이 만들어 독성물질을 지방조직 속에 포획하고자 합니다. 장기 주변의 지방세포가 발달할수록 복부비만의 가능성은 더욱 높아질 것입니다.

  이에 대한 대책은, 첫째, 독(毒) 없는 식품 즉 청정식품을 가려 먹을 수 있어야 합니다. 둘째, 액체가 될 때까지 씹어 먹기를 생활화하여 가급적 적게 먹도록 노력해야 합니다. 많이 먹을수록 대사과정에서 발생하는 독성물질의 양도 그만큼 증가될 것이기 때문입니다. 액체가 될 때까지 씹으면 절대로 많이 먹을 수 없을 뿐더러, 많이 먹지 않고도 포만감이 자연스럽게 주어지게 됩니다. 즐기는 다이어트가 가능한 유일의 방법입니다.

'마른 비만' 인 경우 운동량을 늘림과 동시에, 적절한 단백질의 공급도 중요합니다. 단백질이 풍부한 식품, 예를 들면 두부 등 콩요리를 자주 먹도록 하는 것이 좋습니다. 물론 자연에서 방목한 육류가 있다면 적당량의 살코기를 먹는 것이 도움을 줄 수 있을 것입니다.

필자는 질병을 일으키는 근본 원인으로 '독(毒)과 화(火)' 를 지목하고 있습니다. 독(毒)과 관련한 '마른 비만' 에 대한 필자의 생각이 옳다면 확실히 '마른 비만' 은 질병을 일으키는 근본 원인 중의 하나에 속할 것입니다.

건강의 조건 – 이것만은 알아두자 ⑩

10. 공황장애 극복을 위한 스트레스 역치 높이기

지난 6월 2일자 조선일보에는 박노훈 헬스조선 기자가 쓴 공황장애에 대한 유익한 기사가 실렸습니다. 이 기사에 의하면,
1. 최근 몇 년 사이에 공황장애 환자가 급속히 증가되었다.
2. 위험한 상황에 있지도 않고, 특별히 걱정스런 일도 없는데 갑자기 가슴이 조여오고, 머리가 깨지는 듯이 아프며, 손발에 갑자기 땀이 나기도 하는 증상을 공황발작이라고 하고, 이러한 증상이 한달에 2~3회 이상 반복되는 것을 공황장애라 부른다.
3. 공황장애는 뇌의 '청반핵'의 신경전달물질 분비가 비정상적일 때 발생한다.
4. 대체로 소심하거나 내성적인 성격일수록 발병위험이 크며, 유전적 요인도 있는 것으로 추정하고 있다.
5. 증상이 처음 나타날 때에는 심혈관질환과 증상이 너무나 비슷한 경우가 많다. 그럴 때에는 즉시 심혈관 검사를 해야 하고 심혈관

에 문제가 없을 때에는 공황장애 검사를 정신과에서 받아야 한다.
6. 술과 커피는 증상을 악화시키므로 금해야 한다.
7. 자가진단용 체크리스트 중 4가지 이상이 나타날 때는 공황장애를 의심해 보아야 한다. 자가진단 항목은 다음과 같다.
   ① 두근거림, 심장이 마구 뛰거나 맥박이 빨라지는 느낌
   ② 땀이 남
   ③ 몸이 떨림
   ④ 숨이 가빠지거나 막힐 것 같은 느낌
   ⑤ 질식할 것 같은 느낌
   ⑥ 가슴 부위의 통증이나 불쾌감
   ⑦ 매슥거리거나 속이 불편함
   ⑧ 어지럽고 실신할 것만 같은 느낌
   ⑨ 세상이나 자신이 달라진 것 같은 느낌
   ⑩ 자신이 미칠 것 같다는 공포감
   ⑪ 죽음에 대한 공포
   ⑫ 손발이 마비되는 것 같은 이상감각
   ⑬ 오한이나 몸이 화끈거리는 느낌으로 요약할 수 있습니다.

'외상 후 스트레스 장애'와는 다르게 공황장애는 두 가지 측면에서 해결의 실마리가 열릴 수 있다고 믿습니다.
첫째는, 저혈당증(hypoglycemia)을 생각해 보아야 합니다. 저혈당증은 설탕과 같은 정제단순당분이 농축된 식품을 많이 먹는 사람들을 중

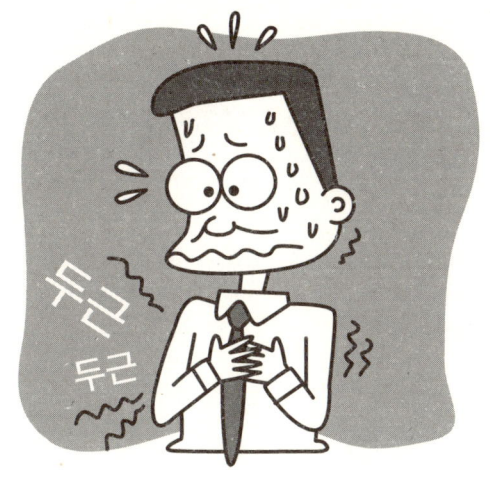

심으로 매우 광범위하게 발생하는 일종의 문화적 증상인데, 공황발작의 전단계적 상태라고 보아도 무방할 것입니다. 특히 청소년의 정서장애는 많은 부분 저혈당증에 기인한다고 볼 수 있습니다.

그러므로 공황장애라고 느껴지면 무엇보다 먼저 식생활을 점검해 보아야 합니다. 정제 단순 당분에는 설탕과 액상과당이 문제의 대상입니다. 이것이 농축된 식품을 피하고, 섬유질이 많이 포함된 식품을 섭취해야 합니다. 미역, 다시마, 김 등 해조류와 현미, 잡곡, 야채 중심의 식생활을 할 수 있도록 노력해야 합니다.

둘째는, '스트레스 역치 높이기'를 생활화해야 합니다. 역치 (threshold)라는 말은 문지방을 뜻하는데, 스트레스 역치가 높을수록 어지간한 스트레스는 스트레스로서 느껴지지 않을 것입니다. 별스럽지 않은 말이나 행동에도 분을 참지 못하는 경우가 있는데, 이것은 그 사람의 '스트레스 역치'가 매우 낮아져 있었다는 반증에 지나지 않습니다.

'스트레스 역치 높이기'의 최고 방법을 김수환 추기경님의 유훈에서 배울 수 있을 것입니다. "고맙습니다, 사랑합니다"를 생활화하라는 가르침입니다.

'나'라는 에고(ego)를 내려놓는 가장 확실하고 효과적인 방법이 '고마워하기'와 '사랑하기'일 것입니다. 상대의 아픔을 나의 아픔으로 같이 동정(同情)할 수 없는 사람에게 어떻게 고마움과 사랑의 정서가 있을 수 있겠습니까? 스트레스는 어떤 상황에서도 자기만을 먼저 챙기는 이기적 정서 위에 피어나는 독초라고 생각합니다.

생활의 순간순간을 고마워하고, 주어진 모든 상황을 사랑하는 생활태도는 몸과 마음의 고통을 해소시키고, 공황장애뿐만 아니라 더 어려운 질환조차도 벗어날 수 있는 결정적 계기를 마련할 것입니다.

chapter 03

노벨상 2회 수상자 라이너스 폴링의 **폴링요법의 모든 것**

폴링요법의 핵심은 동맥경화의 원인이
약해진 혈관의 결합조직 때문이며,
결코 콜레스테롤 때문은 아니라는 것이다.

폴링요법의 모든 것 ①

01. 심뇌혈관질환 치료의 새 지평 폴링요법이란?

Chapter 01의 "체험으로 밝혀진 폴링요법의 위력"이 폴링요법의 체험적 측면을 다룬 것이라면, chapter 03의 "폴링요법의 모든 것"에서는 폴링요법의 이론적 측면을 다루었습니다. 원리에 대한 이해가 깊으면 깊을수록 그에 따른 실천의 내용도 올바를 것이기 때문입니다.

우선 개요를 설명하기 전에 라이너스 폴링(Linus Pauling)이 누구인지에 대해 간략하게 언급하는 것이 폴링요법의 전체적 이해에 도움이 될 것 같습니다.

무엇보다 먼저 두 번에 걸쳐 노벨상을 수상한 인류 최초의 사람이라는 사실이 기억되어야 할 것입니다. 1954년 노벨화학상을 수상했고, 1962년 노벨평화상을 수상했습니다. 이것은 폴링이 위대한 화학자이기 이전에 인간을 깊이 사랑한 위대한 휴머니스트였음을 입증하고 있습니다.

폴링은 아인슈타인과 양자역학을 공동 연구하여 근대화학의 이론적 기반을 구축했고, 그의 '화학결합의 본질'은 과학사에 있어 기념비적 이론입니다. 그를 근대화학의 아버지라 부르는 이유이기도 합니다.

1973년 그의 평생의 연구를 결집하여 '라이너스 폴링 의과학연구소'를 설립하고, 1989년 심장내과 의사인 라스(Matthias rath)와 함께

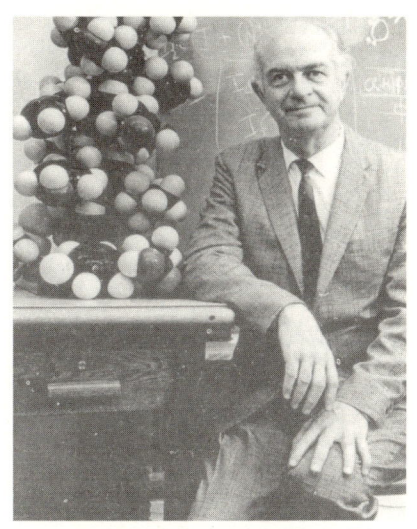

▲ 노벨화학상과 노벨평화상을 수상한 라이너스 폴링

〈심혈관질환의 완전한 극복을 위한 통합이론〉을 발표했습니다. 소위 우리가 '폴링요법'이라고 부르는 것이 바로 이 이론입니다. 1994년 통합이론에 따른 폴링 포뮬라로 미국 특허를 취득하기도 했습니다.

그의 유명한 대중적 저서로는 〈비타민 C와 감기〉, 〈비타민 C와 암〉, 〈더 오래 더 행복하게 사는 법〉 등이 있습니다.

폴링요법의 핵심을 한 마디로 표현하면 "동맥경화의 원인은 '약해진 혈관의 결합조직'이지 결코 콜레스테롤이 아니다."라는 것입니다. 그러므로 당연히 동맥경화의 치료는 콜레스테롤을 낮추는 것에서 '혈관의 결합조직을 튼튼히 하는 것'으로 초점이 바뀌지 않을 수 없습니다.

누구나 잘 아시다시피 뇌졸중, 심근경색, 협심증, 경동맥경화증 등 대부분의 심뇌혈관질환은 동맥경화 때문에 발생합니다. 그리고 동맥경화는 콜레스테롤과 같은 지방질 때문에 발생하는 것으로 알고 있습니다. 이것은 모든 심뇌혈관질환의 치료가 콜레스테롤 등 지방질을 어떻게 하면 낮출 수 있는가에 전적으로 모아지는 것만 보아도 쉽게 알 수 있습니다.

폴링요법은 이러한 심뇌혈관질환의 치료체계에 깔려 있는 콜레스테롤 원인 학설에 대한 믿음을 일거에 뒤집는 혁명적 이론입니다. 그런데 한 가지 재미있는 사실은 심뇌혈관질환으로 스탠트 시술을 받거나 관상동맥 우회로 조형술을 받은 사람의 약 50%는 처음부터 콜레스테롤이 정상적 수준을 유지했다는 사실입니다.

이러한 통계적 사실은 콜레스테롤 원인 학설의 정당성을 매우 의심케 하는 한편, 뭔가 더 근본적인 원인이 있을 수 있다는 강한 믿음을 불러일으키기에 충분합니다.

최근에 이르러서야 비로소 "혈관이라는 밋밋한 파이프에 콜레스테롤이 때처럼 덕지덕지 내려앉아 혈관을 좁게 만든 것이 동맥경화다."라는 소박한 생각이 크게 바뀌고 있는 것 같습니다. 이제 비로소 동맥경화를 혈관에 생긴 염증의 일환으로 다루기 시작했으니 말입니다.

폴링(Linus Pauling)은 라스(Mattias Rath, M.D)와 함께 동맥경화를 혈관의 염증이라는 관점에서 바라보았습니다. 혈관의 결합조직이 튼튼하게 만들어지지 못하거나 유리기 등 독성물질에 의해 혈관의 결합조직에 상처가 생겨 염증상태에 빠지면 이렇게 약해진 혈관을 보호하기 위해 콜레스테롤이 상처의 딱지처럼 그 부위에 쌓이게 된다는 것이지요. 그러니까 콜레스테롤은 혈관을 막기 위해 쌓이는 것이 아니라 오히려 혈관을 보호하기 위해 쌓인다는 것입니다. 이것이 적정한 수준을 벗어나서 과도하게 진행(overshooting)되면 그때 비로소 동맥경화가 발생한다는 것입니다.

심뇌혈관질환의 치료를 콜레스테롤 원인 학설의 기반 위에서 할 것이냐 아니면 폴링요법의 기반 위에서 할 것이냐는 치료의 성패를 결정하는 데 있어 가장 중요한 선택요인이 될 것입니다. 그러나 이 말은 결코 콜레스테롤의 적정한 관리의 필요성을 부정하는 것으로 잘못 해석되어서는 안 될 것입니다.

폴링요법의 원리를 이해하기 위해서는 몇 가지 관련된 개념들을 이해할 필요가 있습니다. 그것은 다음과 같습니다.

① 결합조직의 구조
② Lp(a)콜레스테롤
③ Lp(a)콜레스테롤 수용체
④ 라이신과 프롤린 잔기(殘基)
⑤ 폴링 포뮬라

폴링요법의 모든 것 ②

02. 폴링요법의 핵심은… 튼튼한 '결합조직'

폴링요법의 두 가지 핵심은 튼튼한 결합조직을 만들어 유지하는 것과 Lp(a)콜레스테롤이 결합조직에서 풀려난 라이신, 프롤린 잔기와 결합하여 혈관에 쌓이지 않도록 하는 것입니다.

튼튼한 결합조직을 만들어 유지하는 것은 결합조직의 구조를 이해할 수 있을 때 비로소 가능할 것입니다.

사람의 조직에는 결합조직, 상피조직, 근육조직, 신경조직의 4종류가 있습니다. 세포와 세포를 결합시켜 지지하는 조직을 결합조직이라 부릅니다. 미생물이 세포에 침입하는 것을 막을 뿐만 아니라 암세포가 다른 곳으로 전이되지 못하도록 하는 기능 등 다양한 기능을 수행합니다.

결합조직은 혈관, 피부, 관절의 연골, 뼈, 잇몸, 눈, 손발톱, 내장 등에 특히 발달되어 있습니다.

결합조직은 주로 아교섬유(collagen fiber), 세망섬유(reticular fiber), 탄력

섬유(elastic fiber)로 되어 있고, 아교섬유와 세망섬유는 콜라겐(collagen), 탄력섬유는 엘라스틴(elastin)이라는 섬유성 단백질로 만들어집니다. 〈그림 1참조〉

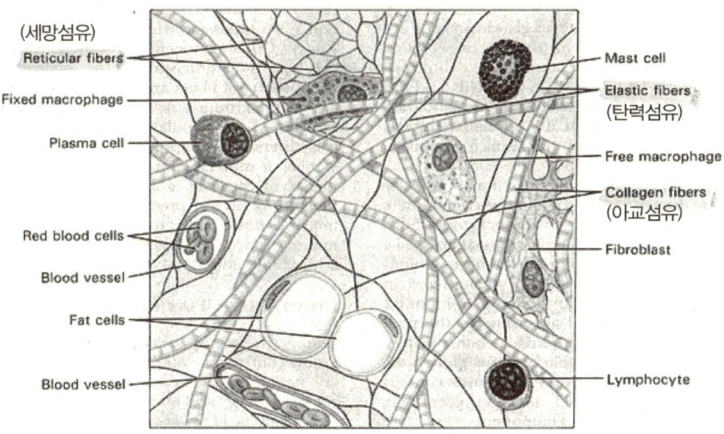

〈그림1〉 결합조직은 아교섬유, 세망섬유, 탄력섬유로 되어있다.
이미지 출처 : 「F. Martini의 해부생리학」

섬유성 단백질이 만들어지는 원리는 같으므로, 대표적인 섬유성 단백질인 콜라겐이 만들어지는 과정을 예로 들어 설명하면 다음과 같습니다.

콜라겐은 1만여 개의 아미노산이 모여 하나의 긴 콜라겐 분자(가지)를 만들게 됩니다. 그리고 〈그림2〉에서 볼 수 있는 바와 같이 3개의 콜라겐의 긴 분자(가닥)가 라이신과 프롤린의 수산화반응(hydroxylation)을 통해 상호 연결(cross-linked)됩니다.

이렇게 상호 연결된 3가닥의 콜라겐은 흡사 3가닥의 로프를 꼬아 놓은 것처럼 꼬여 있게 됩니다. 3가닥이 꼬여 있다 하여 트리플 헤릭스(triple helix)라 부릅니다.

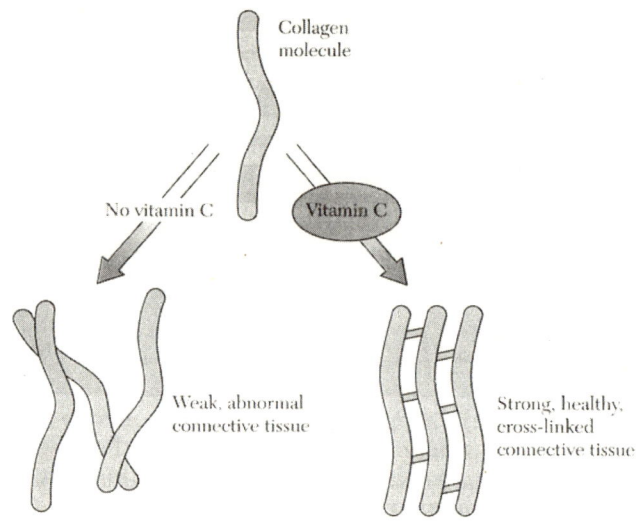

〈그림 2〉 콜라겐이 만들어지는 과정
이미지 출처 : 「L. Smolin의 영양학」

　이 모든 과정은 비타민 C가 없으면 한 걸음도 앞으로 나아갈 수 없습니다. 그리고 이 과정에 쓰이는 비타민 C는 효소로서 쓰이지만 수산화반응에서처럼 그 자신이 직접 소모하기도 하므로 자연히 비타민 C의 필요량은 높아질 수밖에 없게 됩니다.
　콜라겐이 3가닥으로 〈그림3〉에서처럼 단단하게 꼬일수록 혈관의 결합조직은 그만큼 튼튼해진다고 말할 수 있습니다. 이 꼬임을 튼튼하게 하는 세 가지 필수요소가 바로 라이신, 프롤린 그리고 비타민 C 입니다.
　라이신과 프롤린의 공급이 적절하지 못하거나 비타민 C의 필요량이 충족되지 못하면 수산화반응이 원활하게 이루어질 수 없게 되고 결국

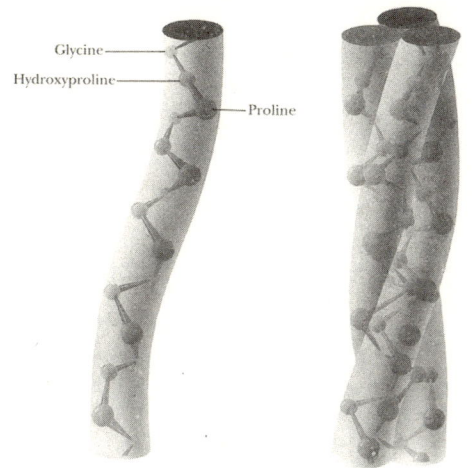

〈그림3〉 콜라겐의 꼬임을 튼튼하게 하는 3가지 요소는 라이신, 프롤린, 비타민 C이다.
(이미지 출처 : 「M. Campbell의 생화학」)

엉성하게 꼬인 허약한 콜라겐이 만들어지게 됩니다.

 엉성하게 꼬인 콜라겐은 곧 튼튼하지 못한 결합조직을 만들게 됩니다. 결합조직이 튼튼하지 못하면 결국에는 수산화반응을 통해 결합조직을 단단하게 묶고 있던 라이신과 프롤린이 풀려나오게 됩니다.

 옷감이 오래되어 너덜너덜 실밥이 풀려나온 것을 연상하면 될 것입니다. 풀려난 혈관의 라이신과 프롤린이 혈액 속의 Lp(a)와 결합하여 동맥경화가 발생하게 됩니다.

 포유동물은 1일 사람의 몸무게로 환산할 때 5,400mg의 비타민 C를 합성하고, 스트레스 상황 하에서는 더 많이 만드는 것으로 밝혀져 있습니다. 이것은 미국 비타민 C 권장량(RDA)의 100배에 해당되는 양입니다.

그러나 인간을 포함한 극히 적은 종의 생명체는 비타민 C를 스스로 만들 수 없습니다. 진화과정의 어떤 시점에서 비타민 C를 합성하는 데 필요한 효소를 상실해버렸기 때문입니다.

동맥경화를 비롯한 심뇌혈관질환은 비타민 C를 스스로 합성할 수 있는 동물에서는 전혀 발견되지 않고, 오직 비타민 C를 스스로 합성하지 못하는 사람을 비롯한 몇몇 종에서만 발생하고 있습니다. 이것은 비타민 C의 부족이 동맥경화를 비롯한 심뇌혈관질환의 중요한 원인이라는 사실의 명백한 실증입니다.

폴링요법의 모든 것 ③

03. 폴링요법의 핵심은⋯ Lp(a)콜레스테롤의 위험성

건강에 관련된 물질 중에서 가장 많이 알려져 있으면서도 가장 많이 오해되고 있는 물질이 콜레스테롤일 것입니다. 동맥경화를 일으키는 원인이 무엇이냐고 물으면 아마 십중팔구는 콜레스테롤 때문이라고 대답할 것입니다.

이러한 맹목적 믿음에 대해 폴링(Linus Pauling)은 전혀 그렇지 않다는 명확한 논거를 내과의사인 라스(Mattias Rath, M.D)와 함께 발표한 〈심혈관질환의 완전한 극복을 위한 통합이론〉을 통해서 제시했습니다.

콜레스테롤은 동맥경화를 일으키는 데 관련되기는 하지만 결코 원인은 아니라는 것입니다. 피부에 상처가 나면 딱지가 생겨 상처를 보호하듯이 혈관의 결합조직에 상처나 염증이 생기면 그 부위를 보호하기 위해 콜레스테롤이 딱지처럼 쌓인다는 것입니다.

근본적으로 콜레스테롤은 상처를 보호하기 위한 인체의 방어물질이라는 것입니다. 단지 이 과정이 지나치게 진행(overshooting)되면 혈관이 막힐 수 있게 되고 그것이 곧 동맥경화라는 것입니다. 그러니까 동맥경화의 진짜 원인은 혈관의 결합조직이 약해진 때문이지 결코 콜레스테롤이 아니라는 것입니다.

실제로 콜레스테롤은 너무나 중요한 생명유지 물질입니다. 얼마나 중요했으면 혈액 속에서 항상 일정한 양을 유지하지 않으면 안 될 정도이겠습니까? 음식을 통해 콜레스테롤을 적게 섭취하면 간에서 더 많은 콜레스테롤을 만들어 늘 혈액 속에서는 일정한 양의 콜레스테롤이 유지되도록 조절합니다.

콜레스테롤은 세포막의 구조물질입니다. 콜레스테롤은 세포막에서 집의 기둥과 같은 역할을 합니다. 콜레스테롤이 부족하면 기둥이 약한 집과 같이 세포의 구조가 유지될 수 없습니다.

콜레스테롤은 성 호르몬, 부신 호르몬, 담즙을 만드는 전구물질입니다. 콜레스테롤이 없으면 이와 같은 생명유지 물질 또한 만들어질 수 없을 것입니다.

콜레스테롤은 비타민 E, K, A 등과 같은 지용성 물질을 몸 전체에 운반하는 중요한 기능을 담당하고 있습니다. 만약 콜레스테롤이 없다면 아무리 많은 지용성 영양소를 섭취하더라도 세포까지는 결코 도달할 수 없을 것입니다.

또 한 가지 정말 중요한 콜레스테롤의 기능은 독성물질을 둘러싸서 안전하게 몸 밖으로 배설하는 것입니다. 인체에 독성물질의 농도가 높아지면 덩달아 콜레스테롤의 혈중 수치도 높아진다고 보고되어 있습니다.

수은 아말감을 치근에 사용하면 수은이 조금씩 용출되면서 콜레스테롤 수치가 높아지다가 수은 아말감을 제거하면 콜레스테롤 수치가 정상수준으로 떨어진다는 레비(Dr. Thomas Levy) 박사의 보고는 바로 이러한 콜레스테롤의 독성물질 제거 기능을 말하고 있는 것입니다.

만약 평소에 콜레스테롤 수치가 높은 사람이라면 몸속에 그만큼 독성물질이 많이 쌓여 있다고 일단 의심해보는 것도 좋을 것입니다.

이와 같은 사실은 콜레스테롤을 낮추는 약물의 사용에 매우 신중해야 할 필요를 웅변하는 것입니다. 경우에 따라서는 무분별한 약물의 사용이 몸의 건강회복 기능을 오히려 망쳐놓을 수도 있기 때문입니다.

인간 영양 조사 연구소의 긴터(Dr. Emil Ginter) 박사는 비타민 C가 혈중 콜레스테롤 수치를 현저히 떨어뜨린다는 사실을 입증하는 수많은 실험결과를 발표했습니다. '항산화제의 왕'으로 불리는 비타민 C가 독성물질을 중화시킨 결과 콜레스테롤 수치가 떨어졌을 것입니다. 많은 독성물질이 유리기(遊離基)로 되어 있고 유리기를 중화시키는 것이 항산화제의 기능이기 때문입니다.

근간에 꿀벌이 만드는 프로폴리스가 각광을 받고 있는 이유도 바로 이러한 항산화 기능 때문입니다.

콜레스테롤은 항상 단백질과 결합되어 혈액 속에 녹아 있습니다. 콜레스테롤이 단백질과 결합되는 방식에는 여러 가지가 있지만 흔히 두 가지로 나누고 있습니다. 분자량이 큰 단백질과 결합한 콜레스테롤을 HDL-콜레스테롤이라 부르고, 분자량이 작은 단백질과 결합한 콜레스테롤을 LDL-콜레스테롤이라 부릅니다.

HDL-콜레스테롤은 혈액으로부터 세포조직으로 운반되는 형태의 콜레스테롤이고, LDL-콜레스테롤은 세포조직으로부터 혈액 속으로 운반되는 형태의 콜레스테롤입니다.

혈관에 쌓이는 콜레스테롤은 당연히 LDL-콜레스테롤의 형태이므로 흔히 LDL-콜레스테롤을 '나쁜 콜레스테롤'이라 부르고 이와는 반대의 형태인 HDL-콜레스테롤은 '좋은 콜레스테롤'이라 부르는데 이것은 매우 잘못된 표현이 아닐 수 없습니다. 두 형태의 콜레스테롤은 모두 인체의 생명활동에 필수적인 것이기 때문입니다. 실제로 중요한 의미를 갖는 것은 두 형태의 콜레스테롤의 비율인 것입니다.

상처나 염증이 생긴 혈관의 부위에 쌓이는 콜레스테롤은 두말할 여지없이 LDL-콜레스테롤입니다. LDL-콜레스테롤은 콜레스테롤을 Apo-100이라는 단백질이 둘러싸고 있는 형태입니다. 그런데 〈그림 4〉에서와 같이 LDL-콜레스테롤을 Apo(a)라 부르는 점성이 매우 강한 단백질이 한 겹 더 둘러싸고 있는 특수한 형태의 LDL-콜레스테롤이 있습니다. 그것을 Lp(a)콜레스테롤이라 부릅니다.

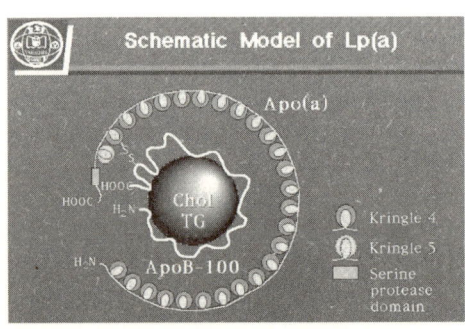

〈그림 4〉 Lp(a)콜레스테롤

라이너스 폴링은 상처나 염증이 생긴 혈관에 쌓이는 콜레스테롤은 LDL-콜레스테롤이 아니라 Lp(a)콜레스테롤이라고 그의 통합이론에서 주장했습니다.

라스(Matthias Rath)는 "LDL-콜레스테롤이 높은 것이 심뇌혈관질환의 원인이 아니다. Lp(a)콜레스테롤이 LDL-콜레스테롤보다 10배 이상 심뇌혈관질환의 원인이 되고 있다."고 밝히고 있습니다.

Lp(a)콜레스테롤이 혈관에 쌓이는 메커니즘은 다음 장에서 설명될 것입니다.

Lp(a)콜레스테롤은 LDL-콜레스테롤을 단지 단백질이 한 겹 더 둘러싸고 있으므로 혈액의 콜레스테롤을 검사할 때 LDL-콜레스테롤로서 합산되어 검사됩니다.

우리나라에서는 Lp(a)콜레스테롤을 따로 검사하는 기관이 없는 것으로 알고 있습니다. 미국의 경우 Lp(a)콜레스테롤을 검사하는 키트(kit)도 개발되어 있고 전문 검사기관도 여러 곳 있는 것으로 알려져 있습니다.

폴링요법의 모든 것 ④

04. 심혈관질환의 극복을 위한 폴링요법의 원리

폴링요법의 이론적 기반은 폴링이 라스(Mattias Rath. M.D)와 함께 발표한 〈심혈관질환의 완전한 극복을 위한 통합이론〉에 있습니다.

1987년 노벨상을 수상한 브라운(Brown)과 골드스타인(Goldstein)은 콜레스테롤 수용체 이론을 발표했습니다. 보통의 LDL-콜레스테롤에는 발견되지 않지만 Lp(a) 콜레스테롤에는 특정한 아미노산과 결합할 수 있는 특별한 장소가 있습니다. 그 특별한 장소를 콜레스테롤 수용체라 부릅니다. 또한 콜레스테롤 수용체와 결합하는 특정한 아미노산은 라이신(lysine)과 프롤린(proline)입니다.

결합조직의 구조에서 이미 살펴보았듯이, 혈관의 결합조직은 섬유성 단백질로 주로 구성되어 있고, 콜라겐이 대표적인 단백질입니다. 콜라겐은 긴 콜라겐 분자 3가닥(triple helix)이 단단히 꼬여 있는 구조를 취하고 있습니다. 라이신과 프롤린은 수산화반응을 통해 콜라겐의 3

가닥이 단단히 결합하도록 묶어주는 역할을 하고 있습니다. 그리고 수산화반응에는 비타민 C가 많이 소모됩니다. 또한 콜라겐의 분자가 합성되는 모든 과정에서 비타민 C는 필수적으로 쓰이는 효소의 재료입니다.

독성물질에 의해 혈관에 상처나 염증이 생기거나 또는 비타민 C가 부족하여 튼튼한 결합조직이 만들어지지 못하게 되면, 결합조직(콜라겐)을 단단히 묶고 있던 라이신과 프롤린이 너덜너덜한 실 가닥처럼 풀려나오게 됩니다. 이렇게 결합조직(콜라겐)에서 풀려난 라이신과 프롤린을 '라이신 잔기(殘基)', '프롤린 잔기'라 부릅니다.

이 라이신과 프롤린 잔기가 혈액 속의 Lp(a)콜레스테롤의 수용체와 결합하여 결합조직이 약한 혈관 부위에 쌓이게 됩니다. 우리가 흔히 플라크(plaque)라 부르는 것이 바로 이것입니다.

앞에서도 이미 설명한 것처럼 어느 단계까지의 플라크는 혈관을 보호하는 매우 중요한 인체의 방어기전입니다. Lp(a)콜레스테롤은 비타민 C가 부족하여 파열될 수도 있는 혈관에 시멘트로 땜질하는 역할을 함으로써 혈관을 안전하게 보호하는 매우 중요한 기능을 수행합니다. 비타민 C가 부족하여 만성 괴혈병의 상태에 있음에도 불구하고 혈관이 터지지 않고 있다면, 그것은 바로 Lp(a)콜레스테롤 덕분일 것입니다.

그러나 이 단계를 넘어서까지 플라크가 계속 형성된다면 결국 혈관은 좁아지거나 막히게 되어 동맥경화가 발생하게 됩니다. 과유불급(過猶不及)이라는 말이 바로 여기에 해당될 것입니다.

프레밍험(Framingham)연구소의 방대한 심혈관 위험인자 연구에서 밝혀진 바에 의하면 Lp(a)콜레스테롤이 LDL-콜레스테롤보다 10배 이상 심혈관질환의 원인이 된다는 것을 밝히고 있습니다.

혈관벽에 드러난 라이신과 프롤린 잔기와 Lp(a)콜레스테롤의 수용체가 결합하여 동맥경화가 생기게 된다면, 다음 문제는 '과연 어떻게 하면 이 결합을 차단할 수 있는가?'에 있을 것입니다.

라이너스 폴링은 1992년에 다음과 같이 언급했습니다. "혈관의 라이신과 프롤린 잔기가 Lp(a)콜레스테롤의 수용체와 결합하여 플라크가 생긴다는 것을 알 수 있는 사람이라면 누구나 쉽게 혈액 속에 평소보다 많은 라이신과 프롤린을 유지시킬 것을 생각할 것입니다. 혈액 속에 남아도는 라이신과 프롤린이 혈관벽의 라이신과 프롤린 잔기보다 먼저 Lp(a)콜레스테롤의 수용체와 결합하여 Lp(a)콜레스테롤이 혈관에 달라붙지 못할 것은 너무나 당연할 것이기 때문입니다."

폴링은 이와 같은 조치만으로 심혈관질환은 거의 정복될 수 있을 뿐만 아니라 이미 형성된 플라크도 해소될 수 있다고 힘주어 말했습니다. 이미 생긴 플라크가 없어지는 상태를 흔히 플라크의 '가역성(可逆性)'이라 부릅니다. 이미 생긴 플라크는 없어지지 않는다는 종래의 상식을 폴링은 여지없이 부정해버린 것입니다.

Lp(a)콜레스테롤에 대해 한 가지 더 알아두어야 할 사실이 있습니다. 그것은 다른 종류의 콜레스테롤과는 다르게 Lp(a)콜레스테롤의 혈중농도는 95% 이상이 유전인자에 의해 결정된다는 사실입니다.

이 말은 약이나 식사에 의해서는 Lp(a)의 혈중농도가 거의 영향을 받지 않는 것을 의미합니다.

 단지 비타민 C가 부족하면 혈중 Lp(a)수치가 올라가는 것으로 밝혀져 있습니다. 또 한 가지 혈중 Lp(a)수치를 낮출 수 있는 물질로서 나이아신(niacine)이 밝혀져 있습니다. 1일 나이아신 2~4g으로서 Lp(a)혈중농도를 약 36%까지 낮출 수 있다고 보고되어 있습니다.

 폴링요법의 핵심은 두 가지로 요약될 수 있습니다. 하나는 혈관의 결합조직을 튼튼히 하여 라이신과 프롤린 잔기가 혈관에서 드러나지 않도록 하는 것입니다. 이것을 위해 비타민 C를 2~6g 또는 그 이상 섭취하는 것입니다. 또한 유리기(遊離基) 등의 독성물질에 의해 혈관에 상처나 염증이 발생해도 라이신과 프롤린 잔기가 드러날 수 있습니다. 비타민 C는 유리기를 중화시키는 대표적인 항산화제입니다. 그러니까 비타민 C는 결합조직을 튼튼하게 하는 기능과 항산화제로서의 기능을 동시에 하고 있음을 알 수 있습니다.

 둘째는 혈액 속에 여분의 라이신과 프롤린을 유지시켜 Lp(a)콜레스테롤의 수용체를 선점시키는 것입니다. 이것을 위해 라이신 1~5g과 프롤린 0.4~1.5g 또는 그 이상을 섭취하는 것입니다.

 이제 간략하지만 폴링요법을 실제로 적용한 두 가지 사례를 소개하려 합니다. 첫째는 폴링 자신의 체험이고, 둘째는 오웬(Owen Fonorow)의 체험입니다. 오웬은 아주 뛰어난 폴링요법 해설서를 저술한 사람입니다.

case1 흉통이 사라진 사연

심장약 없이는 흉통 때문에 한 걸음도 옮기기 힘든, 미국 국가 과학상을 수상한 바 있는 저명한 생화학자 한 사람에게 비타민 C 5g, 라이신 5g을 섭취하게 했습니다.

한 달 뒤 그가 폴링에게 전화를 했는데, 병원에서 처방한 심장약을 반으로 줄여도 아무 이상이 없었다는 것입니다. 두 달 뒤 다시 전화를 했는데, 정원에 있는 큰 나무도 베고 장작도 패고 있지만 흉통은 씻은 듯이 사라져 버렸다고 기뻐했다는 것입니다. 그는 2년이 지난 당시에도 매우 건강한 상태를 유지하고 있었다고 합니다.

case2 경동맥의 플라크가 없어진 사연

오웬의 체험은 더욱 드라마틱합니다. 그의 이모부는 경동맥의 한 쪽은 90%, 다른 쪽은 60% 정도 폐색되어 2번에 걸쳐 수술이 예정되어 있었습니다.

먼저 90%가 막힌 경동맥을 수술하여 제거한 흰색 플라크를 환자에게 보여주기까지 했습니다. 한 달 뒤 두 번째 수술이 예정되어 있었습니다.

그 한 달 동안에 비타민 C 2.5g, 라이신 2.5g을 섭취하도록 했습니다. 두 번째 수술에서 있어야 할 플라크를 발견할 수 없어 심한 멍만 남긴 채 수술이 중단되었답니다.

폴링요법의 용량의 반만을 한 달밖에 섭취하지 않았는데도 아예 플라크가 없어져버린 것입니다.

이 사건이 계기가 되어 오웬은 〈면허가 없어도 병은 고칠 수 있다(Practicing medicine without a license)〉라는 매우 뛰어난 폴링요법 해설서를 쓰게 되었습니다.

오웬은 "지난 십수 년 동안의 체험사례를 요약할 때, 폴링요법을 사용한 사람의 대부분이 30일 내에 효과를 보았고, 늦어도 10일 이내에 좋아지는 것을 느낄 수 있었다."고 적고 있습니다.

폴링요법의 모든 것 ⑤

05. 폴링요법의 영양소 레시피 '폴링 포뮬라'

폴링과 라스(Linus Pauling and Mattias Rath)의 〈심혈관질환의 완전한 극복을 위한 통합이론〉을 폴링요법(Pauling therapy)이라 부릅니다. 또한, 폴링요법에 사용되는 영양소의 레시피를 폴링요법 포뮬라 또는 줄여서 폴링 포뮬라(Pauling formular)라 부릅니다.

이 장에서는 ▲ 폴링 포뮬라의 구성 ▲ 폴링 포뮬라의 2대 요건 ▲ 제품 소개로 나누어서 설명하겠습니다.

폴링 포뮬라의 구성

1. 비타민 C 4~6g

비타민 C의 혈중 반감기(half-life)가 30분의 짧은 시간이므로, 가장 높은 지속적 혈중농도를 유지하기 위해서는 4시간마다 1g씩 섭취하는 것이 가장 이상적입니다(the Hickey/Roberts dynamic flow theory).

그러나 섭취의 편리성을 위해 8시간마다 2g 또는 12시간마다 3g씩 섭취할 수도 있습니다. 비타민 C를 한꺼번에 대량 섭취할 때, 배가 벙벙하거나(bloating), 가스가 차거나, 또는 설사를 할 수도 있는데, 이때는 섭취량을 줄여줄 필요가 있습니다.

이러한 증상이 나타나는 섭취량을 '장내성 섭취량(bowel toleranc dosage)' 이라 부르는데, 어떤 사람의 장내성 섭취량은 수십g을 능가하는가 하면, 또 다른 사람은 2~3g을 넘지 못하는 경우도 있습니다. 예방적 섭취량은 1~2g입니다.

2. 라이신 3~5g

폴링은 그의 유명한 통일이론 비디오 강연에서 폴링요법의 핵심은 비타민 C와 라이신을 '동시에' 그리고 '대량으로' 사용하는 것이라고 특별히 강조했습니다. 이 원칙이 지켜지지 않는 어떤 레시피도 폴링 포뮬라라고 부를 수 없을 것입니다. 예방적 섭취량은 1~2g입니다.

3. 프롤린 0.8~2g

폴링의 각별한 공동연구자였던 라스(Matthias Rath, M.D.)는 Lp(a)콜레스테롤에 라이신 결합장소 이외에 프롤린 결합장소도 있다는 것을 밝히고, Lp(a)콜레스테롤 결합 차단제로서의 프롤린의 중요성을 강조했습니다. 학자에 따라서는 프롤린이 라이신보다 더 강력한 결합 차단제라고 주장하고 있습니다. 예방적 섭취량은 0.2~0.4g입니다.

4. 비타민 E 600mg
5. 비타민 B_6 60mg
6. 비타민 B_2 20mg
7. 비타민 A 1.0mg

　기본적 폴링 포뮬라는 비타민 C, 라이신, 프롤린으로 구성되고, 확대된 폴링 포뮬라는 기본적 포뮬라에 항산화 비타민(E, A), 에너지 대사 비타민(B_2), 단백질 대사 비타민(B_6)을 추가하는 구성입니다. 라이너스 폴링은 이와 같이 인체에 늘 상존하는 생리물질을 사용하는 건강법을 '바른 분자 의학(orthomolecular medicine)' 이라고 명명했습니다.

　인체에 늘 상존하는 생리물질이므로 약물처럼 부작용이 없고, 분자반응 원리에 따라 대량요법을 원칙으로 사용하고 있습니다(단, 비타민 A, D, K 및 미네랄은 대량요법에서 제외됩니다).

폴링 포뮬라의 2대 요건

1. 사용량

　폴링과 라스의 통합이론과 미국 특허에서 제시된 비타민 C와 라이신의 사용량을 따르지 않는다면, 그것은 이미 폴링요법이 아니라고 단호한 어조로 폴링은 말했습니다. 그것은 비타민 C 4~6g, 라이신 3~5g, 프롤린 0.8~2g을 뜻합니다(예방적 사용량은 예외입니다).

2. 라이신, 프롤린과의 병용

폴링요법의 핵심은 튼튼한 결합조직의 생성과 Lp(a)콜레스테롤 결합 차단제로서의 기능에 있습니다. 이 두 기능은 비타민 C를 라이신, 프롤린과 함께 대량으로 사용할 때 비로소 가능할 수 있습니다.

폴링 포뮬라의 제품

- 한국

C포뮬라

폴링 포뮬라 한국센터

031-457-0034

- 미국

Hearttech,

Tower laboratories co.

www.hearttech.com

참고문헌

- Owen Fonorow, Practicing medicine without a license? Lulu com., 2008
- Linus Pauling, How to live longer and feel better, Oregon university press, 1986
- Linus Pauling, Vitamin C and the common cold, Avon book com., 1970
- Linus Pauling, A unified theory of cardiovascular disease(video), 1992
- Mattias Rath and Linus Pauling, A unified theory of human cardiovascular disease, Ortho nutrition, 1991
- Mattias Rath, Why animals don't get heart attacks, Health now inc., 1997
- Thomas E. Levy, Stop america's #1 killer, Livon book, 2008
- 곽재욱, 콜레스테롤 딜레마, 신일북스, 2010
- 新谷太(이수곤 역), 내과학8(결합조직), 정담, 2001
- 마이클 탤보트(이균형 역), 홀로그램 우주, 정신세계사, 1999
- 곽재욱, 트랜스 지방, 신일북스, 2006
- 방건웅, 신과학이 세상을 바꾼다, 정신세계사, 1997
- 칼 사이몬튼(박희준 역), 마음의 의학과 암의 심리치료, 정신세계사, 1988
- MBC스페셜 제작팀, 목숨 걸고 편식하다, MBC프로덕션, 2009
- 론다 번(김우열 역), 시크릿, 살림, 2007
- 틱낫한(최수민 역), 화, 명진출판, 2009
- Prevention and Treatment of Occulusive Cardiovascular Disease with Ascorbate and Substance that inhibit the Binding of Lp(a), U.S Patent no:5,278, 189
- 의학 관련 전문기사 다수

> 폴링요법은
> 혈관의 결합조직을 튼튼히 하고,
> 나쁜 콜레스테롤이 약화된
> 혈관의 결합조직에 달라붙는 것을 막는
> 심혈관질환의 영양 치유 분야를
> 대변하는 건강법이다.

막힘없이 술술~
혈관 건강법

저자 | 성효경

1판1쇄 인쇄 | 2011년 11월 11일
1판1쇄 발행 | 2011년 11월 15일

발행처 | **건강다이제스트**社
발행인 | 이정숙

출판등록 | 1996. 9. 9
등록번호 | 03-935호
주소 | 서울 용산구 효창동 5-3호 대신빌딩 3층(우편번호 140-896)
　　　TEL : 02-702-6333　FAX : 02-702-6334

- 이 책의 판권은 건강다이제스트사에 있습니다.
- 본사의 허락없이 임의로 이 책의 일부 또는 전체를 복사하거나
  전재하는 등의 저작권 침해행위를 금합니다.
- 잘못된 책은 바꾸어 드립니다.
- 저자와의 협의하에 인지는 생략합니다.

값 6,500원

ISBN 978-89-7587-071-2　13510